Docteur B. THUMIN

Ancien externe des Hôpitaux de Marseille
1905
Ancien interne des mêmes Hôpitaux 1907
Ancien aide d'Anatomie
et de Physiologie à l'École de Médecine
de Marseille 1906

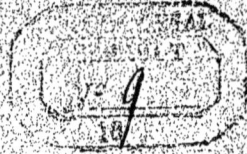

La Sporotrichose

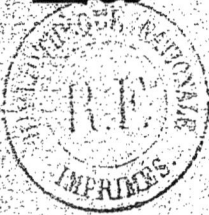

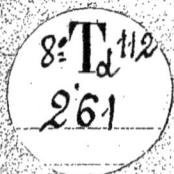

MONTPELLIER
IMPRIMERIE GÉNÉRALE DU MIDI

1910

LA SPOROTRICHOSE

PAR

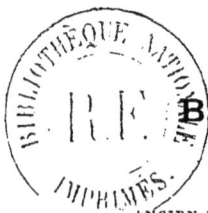

Balthazar **THUMIN**

DOCTEUR EN MÉDECINE

ANCIEN EXTERNE DES HOPITAUX DE MARSEILLE 1905

ANCIEN INTERNE DES MÊMES HOPITAUX, 1907

ANCIEN AIDE D'ANATOMIE ET DE PHYSIOLOGIE A L'ÉCOLE DE MÉDECINE

DE MARSEILLE, 1906

MONTPELLIER

SOCIÉTÉ ANONYME DE L'IMPRIMERIE GÉNÉRALE DU MIDI

1910

A LA MÉMOIRE VÉNÉRÉE DE MON PÈRE ET DE MA MÈRE

QUE LA MORT A CRUELLEMENT ENLEVÉS A MA DOUCE AFFECTION

A MES FRÈRES ET A MES SŒURS

QUI M'ONT TOUJOURS TÉMOIGNÉ LA MÊME AFFECTION

A MA TANTE

EXPRESSION DE MA PROFONDE GRATITUDE

A TOUS MES PARENTS

A TOUS CEUX QUI M'AIMENT

B. THUMIN.

A MON COUSIN

M. LE Dr Léon PERRIN

PROFESSEUR DE DERMATOLOGIE A L'ECOLE DE MÉDECINE DE MARSEILLE

A MON PRÉSIDENT DE THÈSE

M. LE Dr GRASSET

PROFESSEUR DE CLINIQUE MÉDICALE A L'UNIVERSITÉ DE MONTPELLIER

A TOUS MES MAITRES

DE L'ÉCOLE DE MÉDECINE ET DES HOPITAUX

A MON CAMARADE ET AMI

LE Dr WISE-LAUZUN

B. THUMIN.

TABLE DES MATIÈRES

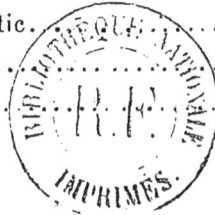

AVANT-PROPOS

Après sept années d'études passées, soit à l'Ecole de Médecine, soit dans les hôpitaux de Marseille, l'heure est venue où il faut quitter cette vie d'étudiant pour entrer dans une vie nouvelle, qui est la carrière médicale. Je ne puis, à cette heure, me retenir d'exprimer à tous mes maîtres de l'Ecole de Médecine et en particulier à MM. les professeurs Queirel, Magon, Cousin, Livon, Jourdan, ma pleine reconnaissance et tous mes sincères remerciements pour tous les encouragements qu'ils m'ont témoignés, dans l'exercice de mes fonctions d'aide d'anatomie et de physiologie.

Je dois aussi exprimer toute ma reconnaissance à mon cousin, le docteur Léon Perrin, qui m'a encouragé dans le cours de mes études, qui m'a toujours adressé les meilleurs conseils, qui m'a toujours éclairé, guidé dans ma vie d'étudiant et qui a bien voulu, à la fin de mes études, me donner le sujet de cette thèse. Je ne saurais trop l'en remercier et je garderai toujours une profond souvenir de la sympathie qu'il me témoigne.

Je dois également exprimer tous mes remerciements à tous mes Maîtres des hôpitaux, qui m'ont appris, avec sagesse, à connaître les malades, à savoir les examiner et les soulager.

Aussi à MM. Combalat, Louge, Laget, Boinet, Roux de

Brignolles, Pagliano, Combes, Aubert, Acquaviva, Valette, Vincentilli, Poucel, Pieri et Pons. Je leur adresse mes plus sincères remerciements.

Je remercie également tous mes camarades d'Externat et d'Internat et en particulier MM. Dugas, Bertrand, Payan, Monges, Clément, Barberis, de la sympathique amitié qu'ils m'ont toujours manifestée.

LA SPOROTRICHOSE

CHAPITRE PREMIER

INTRODUCTION

Dans ce modeste travail, nous réunirons, dans la mesure du possible, toutes les connaissances nouvellement acquises pendant les sept dernières années, sur la Sporotrichose : nous tâcherons de les grouper par ordre et d'en faire ressortir tout l'intérêt.

En effet, maintenant que nous connaissons cette maladie, bien qu'elle ne soit pas traitée dans les ouvrages de médecine, il n'est pas digne pour un médecin de l'ignorer; surtout lorsque cette ignorance peut, comme le fait remarquer le professeur Landouzy (6 nov. 1909, *Presse Médicale*), porter préjudice au malade, qui vient, à l'improviste, vous demander un soulagement. Avant les travaux de De Beurmann et de Gougerot, cette affection ne nous était pas connue et on la confondait, avec juste raison, avec la syphilis et la tuberculose. Maintenant que nous connaissons son traitement, qui n'est pas le même que celui des deux affections avec lesquelles on la confondait, nous pouvons juger des funestes conséquences qui devaient suivre un diagnostic erroné, un pronostic faussé et un traitement inopportunément ordonné.

Combien de fois, avant les travaux de De Beurmann, les chirurgiens se hasardaient à ouvrir ou à extirper ces lésions sporotrichosiques, les prenant pour des cancers, des abcès tuberculeux, et combien de fois leurs espérances étaient déçues, lorsqu'ils voyaient la tumeur réapparaître d'un volume plus considérable.

Combien de malades ont reçu pendant des années le traitement mercuriel sans jamais voir leur maladie disparaître; alors que le traitement spécifique de la Sporotrichose les aurait libérés et rendus à leur travail et dans leur foyer au bout de quelques mois !

Or, nous devons, sous quelque forme qu'elle se présente, savoir reconnaître la Sporotrichose; car la reconnaître, c'est la guérir.

On voit, dès à présent, et on pourra en juger mieux, après l'étude de cette affection, combien il est utile pour tous les médecins praticiens de bien connaître la Sporotrichose.

CHAPITRE II

HISTORIQUE

Les mycoses, dont la sporotrichose fait partie, sont rares et tiennent une place dans l'étiologie des abcès chroniques sous-cutanés. On a incriminé bien des champignons : C'est ainsi que Auché et Le Dantec, en 1895, ont cru voir dans les abcès sous-cutanés le BOTHRYTIS. En 1896, Charrin et Ostrowsky, Rogers et Grasset, signalent des suppurations, qui seraient dues au MUGUET. Sabrazès et Rivière (1895) rencontrent dans un abcès sous-cutanée l'OOSPORA OSTEROÏDES d'EPINGER. Nocard et Lucet incriminent l'ACTINOMYCÈS (1888).

Poncet et Bérard découvrent en 1891 l'OOSPORA MADUROE dans le pied de MADURA. Hudelo et Duval, en 1906, découvrent une BLASTOMYCOSE gommeuse sous-cutanée. Sabouraud découvre le pouvoir pyogène de certains TRICHOPHYTONS ET ACHORIONS, qui, inoculés sous la peau, provoquent des abcès chroniques. De même, en 1906, le professeur Reclus trouve dans des abcès multiples un champignon filamenteux qu'il n'a pas déterminé.

L'incertitude régnait à cette époque, losqu'en 1907, De Beurmann et Gougerot essayèrent de grouper les MYCOSES connues, en rapprochant et en classant les champignons parasites, d'après les données botaniques connues sur chacun d'eux.

Le terme BLASTOMYCOSE n'est plus à l'avenir réservé qu'à nommer les parasites encore indéterminés et caractérisés par des BOURGEONS et des LEVURES.

Par contre, les autres espèces sont nettement connues et

classées, formant ainsi des maladies à évolution clinique identique, mais à parasite différent.

Les mycoses dues à l'Oïdium cutaneum, décrit pour la première fois par De Beurmann, Gougerot et Vaucher, déterminent des lésions identiques à celles de la sporotrichose, et la maladie a été appelée l'Oïdiomycose.

Vuillemin fait du champignon du muguet un Ascomycète, genre Endomycès albicans et la maladie qu'il détermine s'appelle l'Endomycose.

Les Saccharomycès, levures pathogènes de l'homme, le Saccharomycès tuméfaciens, de Busse-Buschke, trouvé par Curtis, en 1895, dans une tuméfaction myxomatiforme de la hanche dans un abcès lombaire, est classé parmi les Anascoporès ou Cryptococcus, ou bien encore appelé Saccharomycès imparfait (Atelosaccharomycès). Le Saccharomycès de Blanchard, Schwartz et Binot, trouvé dans une inflammation abdominale, se rattache au même genre.

Formant une classe voisine, sont les Parendomycoses et les Parasaccharomycoses, parasites asporogènes aberrants, comme il existe des paratyphoïdes et des paracolibacilloses. Parmi ces parasites se rangent le Cryptococcus Tokishigei. le Cryptococcus Farciminicus, de Rivolta et Micellone, le Cryptococcus de Tartakowski.

Enfin, les parasites donnant à la fois des levures et des mycéliums, dénommés par De Berumann Zymonea, auxquels il faut rattacher le parasite de Gilchriti.

Les Sporotrichoses font partie des mycoses, mais forment une classe spéciale bien connue et individualisée depuis que de Beurmann, en 1903 et en 1906, en a déterminé les caractères. Il y en aurait trois variétés :

En 1899, Schenk, puis Hektoen et Perkins, découvrent le premier cas de sporotrichose lymphangitique gommeuse, due au Sporotrichum Schenkii.

De Beurmann et Ramond, en 1903, étudient un cas de sporotrichose gommeuse disséminée, due au champignon que Matruchot et Ramond appellent le Sporotrichum Beurmanni.

Dor, en 1906, rencontre un sporotrichum qui diffère des deux autres et auquel il donne le nom de SPOROTRICHUM DORI.

On voit par ce court historique combien sont nombreux les champignons qui peuvent vivre en parasites dans nos tissus. Heureusement que la bactériologie est arrivée à pouvoir déterminer exactement le Sporotrichum : c'est d'ailleurs ce que nous étudierons dans un chapitre spécial réservé à la Bactériologie.

Les Sporotrichum sont des champignons intermédiaires entre les Streptothrix et les Trichophytons.

Ce qui différencie les Sporotrichum des Streptothrix ordinaires, c'est qu'ils possèdent des renflements sur le trajet des filaments : les dichotomisations sont, de plus, d'une finesse et d'une ténuité extrêmes : ce qui résulte des travaux de Baumgarten.

Le premier cas de Sporotrichose fut observé, en 1903, par De Beurmann et Gougerot, qui eurent l'honneur de déterminer l'agent pathogène de cette affection, qui était jusqu'à ce jour mêlée à la syphilis, à la tuberculose .

CHAPITRE III

ETIOLOGIE

Les sporotrichosiques ont été l'objet de recherches minutieuses de la part de tous les cliniciens, qui ont eu l'occasion d'en observer; mais jamais on n'a observé de lésions antérieures, ni du côté de la syphilis, ni du côté de la tuberculose.

On a pu cependant noter certaines causes prédisposantes (*Mémoire* de 1906, p. 843): c'est ainsi que les associations morbides aggravent considérablement l'évolution et le pronostic.

Dans les cas où l'on ne trouve aucune tare tuberculeuse, il est assez fréquent de trouver dans les antécédents : soit la goutte, soit une prédisposition à la tuberculose, soit une sénilité précoce. La cause capitale est le traumatisme : par exemple, coupure des doigts, plaie par instrument tranchant sur une région découverte. La profession peut entrer en cause; en effet, les cultivateurs, les marchands de fruits, les cuisiniers, y sont plus exposés.

Landouzy pense que l'infection se fait par des végétaux souillés de sporotrichum.

Ce germe peut pénétrer, soit par la voie cutanée, il profitera alors d'une excoriation, d'une coupure, d'une plaie.

C'est ainsi que chez le malade observé par De Beurmann et Gougerot (7 juin 1907. *Bulletin de la Société médicale des hôpitaux de Paris*), le parasite a été transporté des fruits, où il devait se trouver, en saprophyte, sur la peau de l'individu et qu'il s'est développé grâce à un traumatisme qu'il venait de recevoir à la région frontale. Le trait d'union a été là casquette de notre individu, casquette qu'il avait l'habitude de laisser traîner au milieu des fruits qu'il vendait. Cet apport du germe a déterminé au niveau de la plaie un chancre sporotrichosique.

De même, le cas cité par Dominici Rubens-Duval (*Bulletin de la Société médicale des hôpitaux de Paris*, 25 oct. 1907), où nous voyons comme étiologie seule possible d'un chancre initial ayant débuté à l'index droit le fait d'avoir épluché des pommes de terre, et de s'être coupé à ce moment. La contamination peut encore se faire soit par voie interne après absorption de viandes d'animaux sporotrichosiques (Observation de Gougerot et Cavaren), soit par les voies digestives supérieures, après absorption de végétaux crus (fruits, herbages), ou bien encore par le développement sur place du sporotrichum, qui vit en saprophyte sur les replis de la muqueuse bucco-pharyngienne.

CHAPITRE IV

ÉTUDE CLINIQUE DES DES LESIONS

La sporotrichose se présente à nous sous des aspects tellement variables et différents les uns des autres, qu'il est de toute nécessité de faire ici une très minutieuse description des formes cliniques qu'elle nous présente.

Le sporotrichum peut envahir soit la peau, soit le tissu sous-cutané, soit les muqueuses, soit les viscères, soit les os, soit les muscles.

Ainsi nous aurons des lésions dermiques, hypodermiques, muqueuses, viscérales, osseuses et musculaires.

Quel que soit son siège, la lésion peut être non ulcérée, fistulisée, ulcérée, ou bien présenter avec d'autres lésions tout à fait différentes une ressemblance tellement frappante, que certains auteurs ont voulu en faire une forme spéciale: telles par exemple, les formes acnéiformes, squameuses, papillomateuses, verruqueuses, lymphangitiques.

Nous allons successivement étudier ces formes :

1° Formes dermiques ou hypodermiques, ou mieux hypodermodermiques non ulcérées

Dans cette forme, il est rare de n'avoir qu'une seule lésion; elles sont, au contraire multiples, et l'on pourrait appeler cette forme : la forme disséminée ou généralisée. Cette propagation et cette généralisation se font dans le tissu cellulo-graisseux sous-cutané. C'est ainsi que le sujet du profes-

seur Landouzy (*Presse Médicale*, 6 novembre 1909) présen-
tait jusqu'à 76 gommes.

Ces gommes sont de grosseur variable : les unes peuvent
ne pas dépasser la grosseur d'un grain de plomb, d'une lentille; d'autres peuvent arriver à la grosseur d'un œuf de
pigeon, voir même d'une petite mandarine.

Elles sont la plupart du temps mobiles sous la peau et sur
le plan profond; la peau, au niveau de ces gommes, peut être
de couleur naturelle, ou présenter une coloration légèrement
violacée.

Au début de l'évolution, elles sont dures, fermes, réni-
tentes; mais, si la lésion est déjà ancienne, elles deviennent
molles, le doigt les déprime facilement, elles peuvent être
aussi fluctuantes. Ces tumeurs ne sont jamais douloureuses,
le malade ne s'en plaint jamais, elle ne le gênent nullement
pour la marche, ou pour son travail; ce caractère est un point
important.

Elles sont le plus souvent arrondies, régulières, comme des
noisettes, mais à côté de ces formes on peut en voir, présentant des bosselures, des irrégularités, rappelant les tumeurs
des cysticerques, par leur consistance et leur résistance,
comme le fait remarquer le docteur Thibierge, médecin de
l'hôpital Saint-Louis (*Bulletin des hôpitaux de Paris*, 25 mars
1909, p. 537).

Ces gommes, non adhérentes à la peau, finissent par adhérer; à ce moment, la mobilité de la peau sur la tumeur a
disparu, et, en palpant la tumeur, on se rend compte de cette
adhérence avec la peau.

A ce moment, la peau devient plus violacée et plus tendue,
jamais il n'y a la peau d'orange, qui est un phénomène fréquent dans les tumeurs de nature épithéliomateuse qui ont
envahi la peau.

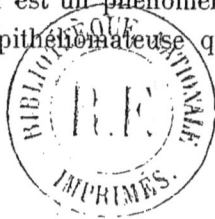

2

Observation de Lesné et Monier-Vinard

Abcès sous-cutanés chroniques et multiples dus à un champignon filamenteux
sporotrichose sous-cutanée.
(15 mars 1907, p. 269, *Soc. méd. hôp. Paris.*)

39 ans, cuisinier, erreurs de diagnostic, nodosité abdominale, incision, la tumeur repousse en s'ulcérant et se creusant. État général excellent, nouvelle nodosité à l'avant-bras, une autre à la région deltoïdienne, pas de ganglions. Incision de celui de l'avant-bras. On a recours au laboratoire : culture positive, frottis positives, extirpation de la troisième. Traitement : 2 grammes d'iodure de potassium; un mois après, amélioration. Sortie du malade, qui cesse le traitement. Nouvelles poussées; rentre à nouveau avec des tumeurs plus volumineuses; de nouveau le traitement, suivi de guérison complète.

Observation de De Beurmann et Saint-Girons

Sporotrichose dermique ulcéreuse localisée, inoculée par une écharde d'épine vinette.
(16 juillet 1909, *Soc. méd. hôp. Paris.*)

Agé de 80 ans. 24 avril 1909. Ulcération avant-bras gauche. Vigoureux, bonne santé. En juin 1908, une écharde d'épinevinette qu'il a gardée plusieurs semaines. Il l'a enlevée avec son couteau. Simple écorchure, puis prurit violent. En janvier 1909, tuméfaction pièce de 5 francs, rouge, douloureuse, au point où l'écharde était entrée; pansements humides; aucune amélioration. La lésion gagne le coude; 4 avril 1909, placard infiltré, surface érythémateuse, 15 pertuis plus nombreux au point d'inoculation. Bords décolés, déchiquetés, trajets peu profonds, sérosité, saignent beaucoup. Lésion simplement cutanée, prurit. L'hypoderme est sain; pas d'adénopathie à épitrochlée ni au maxillaire. Ensemencement du sang positif. Traitement : iodure et badigeonnages locaux à la teinture d'iode iodurée. Amélioration très marquée.

2° *Forme fistulisée*

Lorsque la lésion a envahi le derme, la gomme est ramollie, elle contient un liquide séreux ou séro-purulent. Ce liquide peut être sous tension, et avec les progrès de destruction cellulaire, qui se produisent dans la gomme, une fistule va s'ouvrir et donner issue au contenu. Ordinairement, cette fistule se fait du côté de la peau. On prévoit la fistule à la vue de la gomme, comme on peut deviner l'ouverture d'un abcès chaud, lorsqu'il est arrivé à maturité.

En effet, la teinte violacée, que nous avons pu constater dans les formes non ulcérées, s'agrandit, et la peau devient surélevée.

La palpation donne la sensation de fluctuation, et le doigt qui palpe sent le point où la peau va céder.

La fistule s'est faite, et par le trajet fistuleux on voit sourdre un liquide séreux, citrin, inodore et non purulent.

Quelquefois, lorsqu'il y a infection surajoutée, ce liquide peut être purulent.

Ce pertuis est punctiforme et occupe le centre de la plaque et la partie la plus élevée.

Le petit orifice peut être bouché, obturé par une croûtelle, qui n'est que le dessèchement de la gouttelette de liquide.

Il peut ne pas y avoir un seul pertuis, mais deux ou trois; et ce qui est remarquable, c'est que ces pertuis multiples, qui ne sont situés qu'à quelques millimètres les uns des autres, ne communiquent pas entr'eux.

Si la sérosité s'est écoulée, la gomme peut se laisser déprimer à son centre; et, si elle est vidée après pression, elle offre l'aspect d'une cupulle; le doigt, refoulant la peau amincie, s'enfonce dans le godet, que limite le rebord induré.

La plaque cutanée peut avoir comme dimension 4 centimètres sur 3 centimètres : c'est là la zone érythémateuse; mais si, par la palpation, on cherche à délimiter la périphérie de la gomme, on voit qu'elle s'étend plus loin que la périphérie de cette zone colorée : autrement dit, la zone de ramollissement est entourée d'une zone d'induration simulant la tumeur en nappe, à siège hypodermique, avec coloration érythémateuse.

3° Forme ulcéreuse

Après s'être fistulisée, la gomme s'ulcère.

A ce stade plus avancé, on constate des ulcérations régulières, arrondies, recouvertes de croûtes brunâtres, épaisses.

Après la chute de ces croûtes, l'ulcération est profondément excavée de plus d'un centimètre. Les bords sont taillés obliquement, comme s'ils étaient faits à la gouge.

Le fond est suppurant, d'un rouge pâle, jaunâtre par places, mamelonné et irrégulièrement parsemé de saillies variant de 1/2 à 2 millimètres, arrondies, qui lui donnent quelque peu l'aspect papillomateux.

Ces ulcérations sont entourées d'un liseré rose pâle, peu étendu, rappelant les ulcérations des syphilides malignes précoces.

Elles ont, le plus souvent, 4 à 5 centimètres de diamètre, et peuvent arriver jusqu'à 6 et 7. Le fond, qui est franchement papillomateux, saigne abondamment ; les bords sont décollés et minces, d'un brun violacé et livide.

Sur les bords, on peut voir une rétraction partielle de la peau simulant la scrofulo-tuberculose.

Quelquefois, une gomme est ulcérée en deux points, et les deux ulcérations contiguës, curvilignes, restent séparées par un pont étroit cutané.

Autour de la gomme ulcérée, on peut observer l'auto-inoculation de la peau : une série de petites papulo-pustules péripilaires de 3 à 5 millimètres de diamètre, centrées d'un point purulent de 1 à 2 millimètres.

Ces pustulettes sont superficielles sous l'épiderme, surmontées de croûtelles jaunâtres desséchées. Souvent, n'arrivant pas à ce stade de vésiculation, elles demeurent papules, dures et rosées, semblables à de petits mamelons, ressemblant aux syphilides papuleuses.

Parmi les formes ulcéreuses, il faut mentionner le chancre sporotrichosique primitif et unique; c'est le cas de la douzième observation de De Beurmann et Gougerot : Une vaste ulcération papillomateuse siégeant au milieu du front, succédant à une plaie profonde et contuse.

Enfin, l'ulcération peut être consécutive à une biopsie ou à une incision : Telle l'ulcération cratériforme de l'individu de l'observation de MM. Gougerot, Rubens-Duval et Fage.

OBSERVATION DE BURNIER et WEILL

Sporotrichose gommeuse hypodermique ulcéreuse disséminée.
(Mardi, 21 septembre 1909, *Gaz. des hôp. Paris.*)

Agé de 16 ans. Antécédents : grippe et amaigrissement, puis poussée de nodules sous-cutanés, indolores, volume noyaux de cerises, grossissement progressif jusqu'à la dimension d'une noisette. Trois nodules s'ulcèrent après trois semaines, sérosité blanchâtre. Nouveaux nodules au niveau des paupières rougeur de la conjonctive et nodules conjonctivaux. Etat général très bon. On croit cependant à la tuberculose; on ponctionne un nodule, la culture est positive. Sporo-agglutination positive à 1/100e, repiquage sur milieu de Sabouraud positif. Le traitement ioduré a amené la guérison complète.

OBSERVATION DE DE BEURMANN, GASTOU et BRODIER

Sporotrichose gommeuse disséminée avec lésions laryngées.
(25 octobre 1907, p. 1060, *Bulletin Soc. méd. hôpitaux Paris.*)

70 ans, vendeuse de salades. Rhumes fréquents l'hiver; une nodosité partie inférieure avant-bras droit, ouverte quinze jours après, ulcérée actuellement; pas de piqûres antérieures, une au front; une au tiers supéro-externe de la cuisse gauche; disparition

par application de teinture d'iode; amaigrissement : de 89 tombe
à 40; extinction de voix, dysphagie. Actuellement ulcérations disséminées, 3 à la face, 8 au membre supérieur droit, 3 à la cuisse
gauche, 4 au membre supérieur gauche. Examen des crachats né-
gatif, cultures du pus de l'ulcération positives: Examen bactériologique des cultures positives. Traitement ioduré, 2 grammes, 3
grammes, 4 grammes. Guérison; très bon état général.

4° *Formes acnéiformes*

Ces lésions rappellent les boutons d'acné, elles siègent surtout dans le dos. Ce sont des nodosités dermiques, mais dont
la base est sensiblement plus dure, plus infiltrée que dans
l'acné.

5° *Formes squameuses*

Ces formes sont plus rares, elles ont été signalées par
Thibierge. Elles se rencontrent au niveau des plis génitaux,
du pli interfessier, sur le scrotum ou les grandes lèvres. Elles
se caractérisent par de grands placards d'ulcérations, peu
profondes, qui sont recouvertes de squames sèches. Elles
simulent le psoriasis guttata, et les lésions scrofuleuses du
derme non ulcérées. Ou bien encore, l'on peut voir des placards eczématoïdes, ou pityriasiformes et même impétigini-
sés. Gougerot même a signalé une forme bulleuse où la vési-
cule est pleine de liquide séreux et trouble : véritable épider-
mite bulleuse rappelant le pemphigus syphilitique, mais dont
la nature franchement mycosique a été déterminée.

6° *Forme papillomateuse*

Cette forme peut se diviser en forme papillomateuse simple et forme papillomateuse verruqueuse.

La forme simple se caractérise par des placards de saillies

hémisphériques irrégulières, sans délimitation bien nette, sans bordure inflammatoire.

Les lésions se confondent avec la peau saine. On rencontre ces formes soit à l'anus, soit au scrotum, et rappellent les lésions tuberculeuses de l'anus à formes papillomateuses.

7° Forme lymphangitique

Cette forme est rare, le champignon n'aime ni les lymphatiques, ni les ganglions.

Cependant, elle a été signalée par De Beurmann et Gougerot dans sa douzième observation. Elle a été, dans le cas présent, consécutive à un chancre sporotrichosique initial, siégeant à la région frontale. Les lymphatiques étaient rendus visibles par la présence d'une série de gommes, les unes dures, les autres ramollies.

Ces traînées partaient du foyer ulcéré, et divergaient vers les ganglions préauriculaires. Elles suivaient le trajet des lymphatiques indiqué par le professeur Poirier (*Traité d'anatomie*, fascicule « lymphatique », pp. 1282 et 1283). Une deuxième observation d'infection localisée et persistante sur un territoire lymphatique, a été signalée par Dominici et Rubens-Duval. C'est au membre supérieur, après une blessure traumatique de l'index par un couteau de cuisine, ayant déterminé une lésion ulcéreuse persistante : après cicatrisation, on a observé une infection lymphangitique ascendante due aussi au Sporotrichum Beurmanni.

Enfin, un troisième cas a été signalé par De Beurmann et Gougerot dans leur treizième observation. (26 juillet 1907, *Bulletin de la Société médicale des hôpitaux de Paris*.) On constate dans ce cas, une série de tubercules gommeux ayant évolué de bas en haut à l'avant-bras. L'origine de l'infection paraît avoir été une blessure occasionnée par le bouton de la manchette, qui était entré profondément dans le derme du poignet, sous le choc d'un traumatisme violent.

Le siège du traumatisme n'a pas eu de lésion primitive; mais trois mois après, on a constaté une première nodosité, qui fut bientôt suivie d'une série de petites saillies sous la peau, qui demeurent mobiles et indolores.

Observation de Dominici Rubens-Duval

Sporotrichose de l'Index, lymphangite consécutive sporotrichosique.
(25 octobre 1907, Soc. méd. des hôp.)

Agée de 33 ans. Aisée, fait elle-même son ménage. Enceinte de 8 mois. Se coupe l'index en pelant des pommes de terre, coupure profonde. Enlève son pansement après 3 jours, avant cicatrisation. 45 jours après petit bouton au niveau de la cicatrice. On le panse, on l'incise pour un panaris; pas de glande; on écarte la syphilis, on croit à la tuberculose. A ce moment apparaît la lymphangite gommeuse et persévérance de la plaie de l'index, dont l'ulcération grandit. On prend des cultures, elles sont positives. On lui donne, non de l'iodure à cause de sa grossesse, mais des injections sous-dermiques de solutions d'iode iodurée; après son accouchement, de l'iodure. Il y a eu guérison.

Observation de De Beurmann et Gougerot

13ᵉ cas de sporotrichose localisée au bras lymphangite gommeuse ascendante
(26 juillet 1907, Soc. méd. hôp.)

Agé de 57 ans, comptable. Abcès et gommes du bras depuis 2 ans. On croit à de la tuberculose ou de la syphilis. On donne le traitement mercuriel, mais les lésions persévèrent et l'état général reste bon. 3 gommes se fistulisent un cordon lymphangitique est rendu visible; pas de ganglions axillaires. La porte d'entrée est une écorchure, face antérieure poignet, par bouton de chemise, à la suite d'une chute de tramway. Cultures positives, frottis positives.

Observation de De Beurmann et Gougerot

Chancre sporotrichosique frontal et sporotrichose lymphangitique centripète
primitive localisée.

(7 juin 1907, p. 596, *Bulletin Soc. méd. hôp.*)

62 ans. Vigoureux; vendeur de fruits. Sommet du poumon atteint, éthylisme, début il y a un mois, traumatisme par tire-point, au front, plaie au niveau du rebord antérieur de sa casquette. Mal soigné; inoculation par la casquette et les fruits. Processus rapide. L'ulcération a grandi. Lymphangite nodulaire gommeuse, suivant le sourcil et arrivant jusqu'à l'oreille; pas de ganglions; autoculture positive. Guérison par le traitement ioduré.

8° *Lésions musculaires*

Le sporotrichum ne se contente pas de produire des désordres dans le tissu cellulaire sous-cutané, il va plus loin, il pénètre dans les muscles, même les os.

En effet, Massary, Doury et Monier-Vinard ont signalé, dans une observation de gomme sporotrichosique, une gomme intra-musculaire siégeant dans le triceps brachial. (20 décembre 1907, *Bulletin de la Soc. méd. des hôp. de Paris.*)

Tumeur du volume d'un œuf de pigeon, en voie de ramollissement, siégeant à la face postérieure du bras, en plein triceps, complètement indépendante des plans superficiels, et donnant l'impression d'une gomme intra-musculaire : telle est la note rapportée dans son observation.

Cette gomme fut ponctionnée, et le pus ensemencé sur gélose maltosée; les résultats furent positifs.

Observation de Massary, Doury et Monier-Vinard

Gomme sporotrichosique du triceps brachial. — Ostéite de l'astragale
et ramollissement du sommet du poumon de nature indéterminée.

(20 décembre 1907, *Soc. méd. des hôp.*)

Agé de 49 ans, menuisier. 2 gommes, une face postérieure du bras, l'autre partie antérieure du poignet, une troisième au cou-

de-pied. Ne crache pas, ne tousse pas, pas de syphilis. La tumeur
est en voie de ramollissement en plein triceps. Celle du poignet
est entourée d'une zone de lymphangite qui remonte au coude. Un
ganglion épitrochléen. Celle du cou-de-pied est douloureuse. Sommet du poumon suspect; des bacilles de Koch dans les crachats.
On ponctionne celle du bras. Ensemencement sur gélose maltosée
positif. On l'enlève chirurgicalement. Celle du poignet se fistulise.
Celle du cou-de-pied devient de plus en plus douloureuse et paraît
tuberculeuse. Inoculation de celle du bras au cobaye positive;
frottis positives. Examen histologique de la tumeur.

9° *Lésions osseuses*

Le sporotrichum ne se localise pas souvent sur les os.
Cependant, d'après le siège de la lésion, le squelette peut
être atteint, et quelle que soit la nature de cet os, il arrive
toujours à y déterminer des lésions de nécrose.

On a pu ainsi observer une dépression de plus d'un centimètre au niveau de la ligne sagittale des deux pariétaux chez
le sujet du professeur Thibierge; dépression dévoilée par la
radioscopie, et que cachait une gomme volumineuse ulcérée
depuis plus de six mois.

Un autre cas de lésion osseuse s'est rencontré au niveau du
tibia; on avait, à ce point, une augmentation considérable de
l'os, véritable tuméfaction, arrondie, régulière, dure, du volume d'une mandarine, faisant corps avec l'os. Elle intéres-
sait à la fois la peau, le périoste et le tissu compact de l'os,
simulant la gomme syphilitique avec hyperostose consécutive.

Sporotrichose du tibia — Diagnostic par la sporo-agglutination positive.
(4 décembre 1908. *Soc. méd. des hôp.*)

Agé de 55 ans. Cultivateur de la Savoie, à Paris depuis 23 ans,
fruitier et porteur de sacs de céréales.

En 1905 (juin), choc violent, face postérieure mollet gauche.
Aucune lésion externe. En octobre voit sa cheville grossir et deve-

nir douloureuse. Entre à l'hôpital de Chambéry; on incise, plaie qui dure 5 mois et demi, aucune guérison. Entre à l'Hôtel-Dieu à Paris. 14 mois après la première incision, le 27 décembre, grattage face interne du tibia, pas de cicatrisation. Nouvelle opération le 20 avril 1907 : reste une fistule.

En octobre 1907, face interne tibia, nodosité douloureuse, incisée reste fistulisée. En mai 1908, au tiers inférieur jambe gauche, 3 fistules, vestiges des interventions antérieures, la première il y a 2 ans et 8 mois. Adhérences des cicatrices, infiltration des tissus; des fistules s'écoule une sérosité louche, le stylet pénètre et arrive sur un os dénudé. On pose le diagnostic d'ostéomyélite chronique. Cependant, avant d'opérer, on suppose une mycose.

Sporo-agglutination positive. Un mois de traitement ioduré guérit le malade. Cultures positives. 7 épreuves, 7 sporo-agglutinations pratiquées par Joltrain et Weill sont toutes positives à 2 % et 5 %.

10° *Lésions articulaires*

La sporotrichose peut déterminer aussi des lésions articulaires, un cas a été observé par M. P. Moure (*Soc. méd. des hôp. de Paris*, 31 décembre 1909). Les lésions sont ou seulement articulaires, ou en même temps ostéo-articulaires. On a, le plus souvent, un épanchement intra-articulaire qui rappelle l'hydarthrose, et lorsque les os sont le siège de gommes, qui peuvent se ramollir et suppurer, on a alors de véritables abcès froids, qui donnent les sensations de collections ossifluentes froides.

OBSERVATION DE JOSSET-MOURE

Arthrite sporotrichosique du genou.
(31 décembre 1909, *Soc. méd. hôp. Paris.*)

Débute par une hydarthrose, s'accompagne de gommes rotuliennes et tibiales; une d'elles se ramollit, produit un véritable abcès ossifluent. On le considère d'abord comme un syphilitique, puis comme un tuberculeux. L'abcès est ponctionné, puis se fistulise. On constate, du genou aux ganglions inguinaux, 28 gommes sous-cutanées, qui déterminèrent le diagnostic dans le sens d'une mycose. Le sporotrichum de De Beurmann fut trouvé pur dans le liquide articulaire et dans les gommes, sans association microbienne banale ou tuberculeuse. Le traitement par l'iodure de potassium amena une guérison complète : il y eut sporo-agglutination et fixation positive avec le liquide articulaire et le liquide des gommes.

11° *Lésions viscérales*

Le sporotrichum peut envahir les viscères; il touche surtout les muqueuses pharyngiennes et laryngiennes. Il peut atteindre les grands viscères, tels que le foie, la rate, le rein. Ce qui a été observé expérimentalement chez les animaux.

Nous allons décrire, pour le moment, les lésions les plus communes chez l'homme.

Ainsi que le professeur Thibierge a pu l'observer dans son obs. n° 3 (*Bull. Soc. méd. hôp. Paris*, p. 537, 25 mars 1907), les lésions les plus connues sont celles du pharynx et du larynx. Ces lésions se justifient largement, par ce fait, que plus encore qu'ailleurs, la bouche est le siège de légères excoriations ou écorchures, soit par suite de morsures, d'épines de poissons, de chicots dentaires, de croûtes de pain avalées sans les avoir mâchées. Ces lésions de la muqueuse sont autant de portes d'entrée au sporotrichum. Or, nous savons que ce parasite vit sur les fruits, les laitues, les racines. Ils se localiseront dans ces plaies, lorsque l'homme mangera de ces aliments, et le sporotrichum passera dans l'organisme.

Ces lésions se manifestent par des symptômes physiques et physiologiques; tels que la gêne assez prononcée de la déglutition, avec altération de la voix, de la dyspnée, du cornage.

Au premier degré, on constate de la rougeur et un état tomenteux des muqueuses; au second degré, les lésions de la voûte palatine sont plus étendues et descendent jusqu'aux gencives de l'arc dentaire supérieur, le voile du palais est pris, la luette et les parois postérieures du pharynx le sont aussi.

Il est rare de voir des ulcérations, cependant on en a cité un cas, dont nous parlerons plus loin. A cet état tomenteux, s'ajoute un semis de granulations hémisphériques, analogues à des ulcérations cutanées. Ces saillies sont de dimensions un peu variables suivant les régions : plus volumineuses sur la voûte palatine que sur le voile du palais.

Elles sont de coloration rosée ou blanchâtre, analogues à de la mie de pain mouillée.

Ces lésions sont remarquables par l'absence de déformation des parties atteintes : le voile du palais et les amygdales ont conservé leur conformation normale, sauf qu'ils ont été saupoudrés de grosses granulations.

La luette seule peut être déformée par suite du développement plus considérable des saillies papillomateuses.

La voûte palatine est comme creusée de sillons et de dépressions irrégulières, comme si la muqueuse avait été obligée de se replier sur elle-même. Malgré ces lésions, le voile du palais a conservé toute sa mobilité.

Ces désordres peuvent se prolonger assez bas, et un examen laryngoscopique, pratiqué par Bord (interne de Thibierge), sur un de ses malades atteint de sporotrichose buccopharyngienne, a permis de constater des lésions à la base de la langue, sur l'épiglotte et sur les replis aryténoépiglottiques. On peut aussi voir les cordes vocales, qui sont hypertrophiées et tuméfiées : la glotte est considérablement rétrécie.

L'amygdale et les glandes adénoïdes pharyngiennes peuvent être le siège de lésions inflammatoires chroniques. Ces lésions sont quelquefois dues au parasite, soit seul, soit associé à des cocci, qui sont contenus dans la bouche.

Ces lésions sont souvent dues à des sporotrichum qui vivent en saprophytes dans les cryptes amygdaliennes. C'est ce qu'ont montré De Beurmann et ses élèves dans un mémoire de 1906, p. 1005.

Ce saprophytisme peut être le point de départ de généralisations cutanées ou sous-cutanées.

Cette donnée nouvelle nous permet de mettre en doute la possibilité de lésions sporotrichosiques pulmonaires; car il sera toujours difficile, si, dans les crachats, on trouve des sporotrichum, de dire s'ils viennent du poumon ou si les crachats n'ont pas été contaminés à leur passage dans l'isthme pharyngien.

Au niveau des régions bucco-pharyngiennes, le parasite peut déterminer des lésions encore plus étendues; c'est ce que Letulle a montré sur son malade, atteint de cette affection (*Presse médicale*, mercredi 18 mars 1908.)

Chez ce malade, on ne trouve pas une seule ou plusieurs ulcérations, irrégulièrement disséminées sur la muqueuse, comme nous venons de l'indiquer plus haut; mais une vaste ulcération occupant toute la cavité bucco-pharyngienne et tout le larynx. Cette vaste ulcération est recouverte d'un enduit grisâtre et jaunâtre. Elle ne creuse pas, mais s'étend en formant des reliefs semblables à du papier mâché ou de la mie de pain détrempée. Du muco-pus la recouvre, on ne voit pas de fausses membranes : les régions anatomiques ont conservé leurs formes.

Ces lésions sont tellement spéciales à la sporotrichose, qu'il était bon de les décrire.

OBSERVATION DE LETULLE

Sporotrichose de la muqueuse bucco-pharyngienne.

(18 mars 1908, *Presse médicale.*)

Vaste ulcération de toute la région bucco-laryngo-pharyngienne avec enduit grisâtre et muco-pus. Pas de fausses membranes, pas de destruction des régions anatomiques, pas de retentissement ganglionnaires. Cultures positives; formes oblongues, courtes, en navettes ou en massues dans le champ du microscope. Traitement par l'iodure de potassium. Notable amélioration en peu de temps.

OBSERVATION DE DE BEURMANN et GOUGEROT

Sporotrichose des muqueuses.

(7 juin 1907, p. 585, *Bulletin Soc. méd. hôp.*).

Antécédents personnels : maux de gorge, amygdalites aiguës à répétition; tousse, crache, sommet pulmonaire douleux, pas de bacilles de Koch, pas de sporotrichum dans les crachats. Persistance des picotements, dysphagie, rougeur au pharynx, une ulcération sur le pilier droit; le raclage de l'ulcération donne des parasites sporotrichosiques; la culture est positive, le traitement appliqué, guérison des lésions. Conclusion : saprophytisme du champignon.

12° *Lésions de l'organe visuel*

L'organe de la vision peut être touché soit au niveau des paupières (lésions palpébrales), soit au niveau de la conjonctive (lésions conjonctivales).

1° Sur les paupières, elle siège de préférence sur la paupière inférieure: elle débute par l'angle externe de l'œil. C'est d'abord un nodule de la grosseur d'une lentille, qui arrive à envahir toute la paupière inférieure. C'est alors une tuméfaction rougeâtre, d'abord dure, puis molle, fongueuse et dure à sa base; elle peu être ulcérée ou non;

2° Sur la conjonctive, la lésion siège au voisinage de la tumeur palpébrale si elle existe, ou au niveau des culs-de-sac inférieurs de préférence, si la paupière est indemne. Elle débute par une rougeur, puis une tuméfaction œdémateuse; elle reste indolore, elle peut s'accompagner d'adénopathie pré-auriculaire légère.

La lésion peut aller jusqu'à faire des nodules sous-conjonctivaux pouvant atteindre le volume d'une lentille, soulevant la conjonctive, qui peut rester saine ou s'ulcérer :

dans un cas de ce genre cité plus loin, l'inoculation s'était faite par une lésion identique siégeant au niveau des doigts de la main.

OBSERVATION DE DAULOS et BLANC

Un cas de sporotrichose palpébrale

(13 décembre 1907, p. 1451, *Bulletin soc. méd. hôp.*)

Agé de 63 ans. Bonne santé, pas de syphilis. Débute par empâtement du poignet droit, puis gêne dans les mouvements. Nodule sur la paupière inférieure. On applique de la teinture d'iode. Augmentation de la tumeur, volume d'une noisette. Son extirpation, la tumeur repousse plus volumineuse, même tuméfaction sur la gaine des extenseurs. Ensemencement positif pour la tumeur palpébrale.

OBSERVATION DE CANTONNET

Sporotrichose palpébro-conjonctivale.

(Samedi 31 juillet 1909, *Presse médicale.*)

Rougeur, gonflement modéré de la conjonctive palpébrale et du repli semi-lunaire. Taches blanc-jaunâtre à contours mal délimités simulant des concrétions. Quelques légères ulcérations de l'épithélium conjonctival, induration des paupières avec œdème. Eosinophilie de 8 %, sporo-agglutination de Widal et Abrami positive à 1/200e. Traitement ioduré de potassium. Amélioration après dix jours.

13° *Lésions du système ganglionnaire*

Les auteurs sont en désaccord sur la propagation ou la non propagation aux ganglions.

Ce qui résulte de cette étude, c'est que les lésions sont plutôt rares. Cependant, on en a vu des cas : le premier qui l'a signalé est Schenk; puis De Beurmann a décrit ces lésions dans sa douzième observation. Chancre frontal avec ganglion parotidien. Daulos et Blanc signalent un ganglion sous-maxillaire consécutif à une lésion palpébrale. Les cas de retentissement ganglionnaire sont le plus souvent des lésions ulcéreuses initiales, c'est-à-dire des chancres. Il semble que dans ce cas la voie de l'infection soit la voie lymphatique.

Mais la propagation paraît être moins générale et moins grave que par la voie sanguine.

En fait, on voit bien des ganglions, mais ils sont ordinairement petits, à peine gros comme des pois.

Les auteurs qui ne sont pas partisans de la propagation ganglionnaire, soutiennent que l'infection est le plus souvent due à une infection surajoutée, due, par exemple, à une infection microbienne, à des cocci. Mais alors, de quelle nature serait cette lésion, pour ne pas déterminer de douleur au niveau du ganglion ? Ce serait une évolution froide, analogue au retentissement ganglionnaire dû à la tuberculose.

L'incertitude régnait ainsi lorsqu'en 1909, le 22 janvier, Josset-Moure affirma la nature sporotrichosique des adénites consécutives à des lésions ulcérées de sporotrichose.

OBSERVATION DE JOSSET-MOURE

Adénite sporotrichosique.

(22 janvier 1909, *Bulletin méd. hôp.*)

Agé de 18 ans, garçon de café. Adénite inguinale consécutive à une ulcération du mollet, constatée le 22 janvier 1909. Lésion qui a commencé par un furoncle en octobre 1908. L'ulcération a débuté après application de diachylon sale et contaminé. Chapelet de gommes sur le trajet de la veine saphène et des lymphatiques. Sporo-agglutination positive à 1/400°. Cultures positives. Région inguinale tuméfiée. Peau rose, chaude, empâtement profond. Température, 37°5. Pansements humides, diminution et disparition de la douleur; l'empâtement disparaît, les ganglions restent gros, indolores.

Broyage d'un ganglion, son ensemencement sur gélose glycosée; inoculation au cobaye négative, cultures positives. A l'étuve à 37°,

3

pas de développement de microbes, donc sporotrichose pas associée à la tuberculose.

Au microscope, ganglions à capsule épaisse, petits points jaunes avec ramollissement, simulent les ganglions tuberculeux. Lésions tuberculoïdes de nature sporotrichosique. Hypertrophie considérable. Cellules géantes. Vascularité. On colore au Gram. On trouve dans les cellules géantes des corps ovoïdes, peu colorés et encapsulés. Le Ziel colore le bacille tuberculeux. La lésion est nettement sporotrichosique.

14° Lésions du système glandulaire

Les lésions glandulaires sont rares et le cas de localisation à la glande mammaire, que nous allons citer, dans l'observation qui va suivre, est, comme l'a fait remarquer le professeur De Beurmann, la première localisation, qui ait été mentionnée. (De Beurmann et Gougerot. Observations nouvelle de sporotrichose en France et à l'étranger. *Bull. Soc. méd. hôp. Paris*, 8 octobre 1909, p. 140.)

Cette lésion se caractérise par une grosse tuméfaction du volume du poing d'un adulte, tuméfaction dure, mobile et non ulcérée: par la palpation de cette tumeur, on peut constater qu'elle est elle-même formée de plusieurs tumeurs accolées. Elles étaient, dans le cas présent, au nombre de trois, distinctes par un sillon perceptible au toucher, et chaque tumeur était du volume d'un œuf de poule.

Cette localisation glandulaire est intéressante à connaître; car elle simule les différentes variétés de tumeurs du sein, telles l'adéno-sarcome ou l'épithéliome.

L'adéno-sarcome, en effet, est, au début, une tumeur de volume variable unie ou polylobulée, mobile sous la peau et sur le plan profond.

L'épithéliome, ou carcinome, au début a les mêmes caractères, c'est une tumeur dure, indolore, mobile. Mais rapidement, cette tumeur prendra des caractères propres qui ne permettront plus de la confondre avec les autres tumeurs.

En effet, on la voit rapidement adhérer au grand pectoral et aux côtes, à la peau, qui ne tarde pas à se rétracter sur elle-même et présenter le symptôme clinique de la peau d'orange. Les ganglions de l'aisselle se prennent et rapidement l'état général devient mauvais.

Contrairement à cette évolution, si la tumeur est une gomme de nature sporotrichosique : on ne la voit jamais adhérer, à la peau, ni au plan profond. Les ganglions de l'aisselle ne sont jamais pris et l'état général reste des plus satisfaisants.

Pour faciliter le diagnostic, on a le plus souvent, et c'est le cas de notre malade, une série de gommes hypodermiques, ulcérées ou non, qui éclairent le diagnostic.

1° *Cas de Sporotrichose à Marseille, observé cliniquement par les docteurs Melchior-Robert et Wyse-Lauzun, et observé bactériologiquement par le docteur Rouslacroix.*

(Observation parue dans le *Marseille Médical*, le 15 janvier 1910)

Br... M., malade du service du docteur Melchior Robert, chirurgien de l'hôpital de la Conception.

Cuisinière, âgée de 57 ans. Rien à signaler pour les antécédents héréditaires. Comme antécédents personnels : réglée à 14 ans, mariée, deux filles en bonne santé, pas d'autre grossesse; ménopause à 40 ans sans incidents.

N'ayant jamais eu la moindre maladie, cette femme, depuis le 15 janvier 1909, habitait la campagne dans les environs de Marseille, à Saint-Mitre, où elle remplissait les fonctions de cuisinière, lorsque, au début du mois de mars, elle constata, au tiers supérieur du bras droit, l'existence d'une nodosité sous-cutanée indolore, de la dimension d'une petite olive. Quelques jours après, à la face palmaire du poignet droit apparut une deuxième nodosité, puis successivement et au même endroit deux autres tumeurs. Au mois de mai elle en découvre de nouvelles au bras et à la jambe, puis en juin et juillet sur diverses parties de son corps. Toutes ces formations ont présenté des caractères communs : sous-cutanées et complètement indolores au début, elles grossissent assez rapidement, évoluant vers la surface de la peau. Elles deviennent alors rouges, violacées, légèrement douloureuses, et finissent par s'ulcérer en donnant un pus très liquide, blanchâtre, parfois strié de sang. C'est en un mois environ que la plupart des tumeurs arrivent à l'ulcération.

Sans avoir déjà subi aucun traitement, la malade entre, le 19 juillet, à l'hôpital de la Conception, à Marseille.

A l'examen pratique, le lendemain, on constate :

1° Au tiers supérieur du bras droit : trois ulcérations de forme circulaire, de la dimension d'une pièce de 50 centimes à 1 franc, mamelonnées, à bords amincis et décollés, présentant profondément une sorte de rebord inflammatoire périphérique « en godet ». La peau avoisinante est brunâtre et pigmentée. Auprès de ces ulcérations on remarque trois nodosités non ulcérées, recouvertes de la peau amincie. Par ponction, ces tumeurs donnent un pus très liquide, visqueux et filant ;

2° A la face palmaire du poignet droit : trois volumineuses lésions ulcérées. La région est très augmentée de volume, déformée, rouge, assez douloureuse; les mouvements actifs et passifs sont entravés. Ici, l'infiltration profonde des tissus donne au premier abord l'impression d'une synovite fongueuse;

3° Au coude gauche : une collection fluctuante non ouverte ;

4° Au bras gauche : une gomme ulcérée ;

5° Au sein droit : à la partie inféro-externe, une grosse tumeur sous-cutanée du volume du poing, dure, mobile sur le plan costal, mais adhérente aux tissus de la mamelle ; au niveau du bord interne, une tumeur fistulisée. La présence de ces lésions pouvait un moment faire penser à une affection maligne cancéreuse de l'organe ;

6° A la fesse gauche : deux nodosités hypodermiques ;

7° Au mollet et au genou gauches : deux tumeurs gommeuses, dont l'une, ouverte, présente absolument l'aspect d'un ulcère tuberculeux;

8° Au pied gauche, face interne : une ulcération surélevée de la dimension d'une pièce de 5 francs, accompagnée de gonflement du tarse et de la région tibio-tarsienne ;

9° Au pied droit, près du talon, une gomme fermée.

Au total, on trouve donc : dix gommes ulcérées et neuf autres en évolution dans le derme et l'hypoderme, soit en tout dix-neuf tumeurs.

Ces lésions ne provoquent que peu de réaction inflammatoire, aucune lymphangite, aucune adénopathie de voisinage et évoluent sans porter atteinte à l'état général, qui reste excellent.

L'absence d'antécédents syphilitiques ou tuberculeux, l'examen attentif des lésions, firent porter aux docteurs Melchior Robert et Wyse-Lauzun le diagnostic clinique de sporotrichose à manifestations dermo-hypodermiques disséminées.

Le jour même on institue le traitement ioduré, 4 grammes d'iodure de potassium par jour. Localement les lésions ulcérées sont lavées à l'eau oxygénée et recouvertes d'un pansement humide, les gommes sous-cutanées et cutanées badigeonnées à la teinture d'iode.

Malgré une investigation minutieuse, il a été impossible de découvrir la porte d'entrée initiale de l'infection.

Le 22 juillet, prélèvement de pus, en ponctionnant trois gommes non ulcérées, deux au bras droit et une au coude gauche. Le pus, très liquide, est ensemencé à raison de un demi-centimètre cube environ pour chaque culture, dans trois tubes de gélose glucosée et peptonée (formule Sabouraud). On les laisse ensuite, suivant la technique indiquée par Gougerot, recouverts simplement de leur bouchon d'ouate à la température de la salle.

Quatre jours après, apparaissent des colonies de forme papillaire d'un blanc terne, qui brunissent progressivement par leur centre pour devenir noires au bout de douze jours. Les cultures par repiquage donnent, en deux semaines, l'aspect caractéristique du *Sp. Beurmanni* : Colonies arrondies, surélevées, délicatement circonvolvées, complètement brunes et entourées d'une fine auréole grisâtre qui représente la zone d'accroissement du parasite.

L'examen microscopique des parcelles de culture diluées dans la glycérine, l'eau iodée, le sérum bichloruré de Hayem vient confirmer le diagnostic en montrant des filaments d'un mycélium fin, très enchevêtré, portant des bouquets de quatre à dix spores munies d'un court pédicule.

L'identification du parasite ne tarda pas d'ailleurs à être faite par le service de M. le professeur De Beurmann, à qui l'on s'était adressé; c'était bien au Sp. Beurmanni que nous avions affaire.

Les doses d'iodure prises par la malade sont alors portées à 5 et 6 grammes par jour. Sous l'influence de cette thérapeutique énergique, les symptômes s'améliorent rapidement, les gommes non ulcérées se résorbent, sauf celle du sein, qui tend à se subdiviser en trois masses distinctes, chacune ayant le volume d'un œuf de pigeon.

Le poignet a diminué de un tiers environ; les mouvements articulaires, supprimés au début, deviennent de jour en jour plus faciles. Toutes les ulcérations se cicatrisent à l'exception de celle du pied gauche, encore faut-il en accuser la négligence de la malade, qui continue à marcher et à se fatiguer.

Les cicatrices de guérison, lisses, légèrement déprimées en leur centre, présentent une pigmentation brun chocolat d'autant plus marquée que la lésion antérieure était plus profonde. Les nodosités sous-cutanées résorbées n'ont pas laissé de pigmentation.

A noter que l'intra-dermo-réaction à la tuberculine, pratiquée le 22 juillet, s'est montrée nettement positive chez cette femme, dès le second jour.

La malade sort de l'hôpital le 5 octobre 1909, toutes les plaies étant cicatrisées.

Seules, existent encore les trois petites tumeurs du sein droit, chacune grosse comme une noisette, très distinctes les unes des autres. L'absorption moyenne d'iodure a été de 4 grammes par jour. Quelques phénomènes d'intolérance gastrique ont nécessité, vers la fin du mois d'août, l'interruption du traitement pendant dix jours environ. Livrée à elle-même, la malade cesse tout médicament; aussi le sein droit ne tarde-t-il pas à grossir; les gommes se ramollissent, s'abcèdent et nécessitent une ponction pratiquée le 29 octobre. Mais les autres manifestations sporotrichosiques se maintiennent en parfaite guérison.

15° *Lésions des organes génitaux*

Les localisations aux organes génitaux ne sont qu'expérimentales, on ne les a encore notées chez l'homme qu'une seule fois. (*Semaine Médicale*. 2 juin 1909, sporotrichose cachectisante.)

Bonnet, de Lyon, a pu la produire expérimentalement chez le cobaye et le rat, par inoculation dans le péritoine. Le rat est l'animal le plus sensible : on inocule dans le péritoine

1 à 2 centimètres cubes de pus, ou 0,5 à 1 centimètre cube de culture émulsionnée : 15 jours après, on constate de la tuméfaction des bourses, qui, volumineuses et tendues, sont devenues douloureuses.

De nombreux abcès se sont formés et ouverts au dehors par des fistules et des ulcérations. La généralisation n'a pas tardé à se produire et la mort après vingt-huit jours.

Cette affection sporotrichosique simule les lésions tuberculeuses : l'orchi-épididymite et vaginalite tuberculeuses.

C'est un véritable fongus testiculaire, la glande n'est plus qu'une masse scléreuse criblée de cavités, le parenchyme a été totalement détruit. La vaginale est couverte de granulations et d'abcès, où les deux feuillets sont adhérents; il y a symphyse.

L'épididyme est méconnaissable ; elle n'est plus qu'un groupe d'abcès.

Ce qui différencie, ici, la sporotrichose de la tuberculose, c'est la marche de la maladie. Dans la tuberculose, l'infection se fait par la voie sanguine et attaque directement les organes. Dans la sporotrichose, au contraire, l'infection commence par les tuniques vaginales; il y a d'abord péri-épididymite, péri-orchite, et les organes sont attaqués secondairement.

La voie de l'infection est double, et est identique à celle de la tuberculose : 1° voie péritonéale par le canal péritonéovaginal non oblitéré; 2° voie sanguine artérielle par les vaisseaux du cordon.

Cette analogie frappante entre les deux lésions tuberculeuses et sporotrichosiques est importante à noter, et nous incitera à rechercher plus souvent dans ces lésions, à abcès multiples, siégeant dans les organes génitaux, ou à leur voisinage, le sporotrichum de De Beurmann.

16° *Lésions hérédo-sporotrichosiques*

On n'a pas encore d'observations chez l'homme d'hérédo-sporotrichose; mais on en a deux cas frappants chez le rat. Dans la première observation, il s'agit d'une femelle de rat saine, fécondée par un rat sain, mais qui a subi, après la fécondation, une infection généralisée expérimentale, qui a été démontrée par la culture du sang.

De six petits rats nés de cette mère, cinq ont été atteints par l'infection. L'un a eu une ascite nettement sporotricho-sique, l'autre une localisation hépatique, un autre a eu une éruption pemphigoïde le jour de sa naissance, de même nature, démontrée par la culture des sécrétions des bulles : il eut également une poussée de gommes hypodermiques multiples.

Dans la deuxième observation, le père et la mère sont infectés avant la fécondation; la mère donne naissance à des petits tous infectés, qui succombent vingt-quatre heures après.

Quelles conclusions devons-nous retirer de ces constatations expérimentales : d'abord les lésions sont identiques aux lésions d'hédédo-syphilis, et le mécanisme de l'infection de la mère aux petits paraît se faire de la même manière que dans la syphilis, c'est-à-dire par le sang au niveau des sinus maternels.

Ces rapprochements entre ces deux affections nous font supposer une infection possible de la mère à l'enfant chez une femme gravide qui posséderait des lésions sporotricho-siques pendant sa grossesse.

CHAPITRE V

ANATOMIE PATHOLOGIQUE DES LESIONS HUMAINES

Ces abcès siègent dans le tissu sous-dermique, entre l'apo-névrose superficielle et la peau. Des prolongements mycéliens pénètrent le derme en suivant les vaisseaux lymphatiques et sanguins, arrivant ainsi jusqu'aux papilles du derme.

Au centre de l'abcès, on a des débris de tissus cellulo-adi-peux, des leucocytes dégénérés, des débris musculaires. A la périphérie, on a des cellules conjonctives, des fibres conjonctives, des cellules embryonnaires.

Dans une zone encore plus éloignée de la cavité centrale, on a des capillaires gorgés de sang, et en très grand nombre. On voit également quelques cellules géantes rappelant celles du follicule tuberculeux, au centre desquelles on a: soit une cellule géante entourée de cellules embryonnaires; soit uniquement un amas de cellules embryonnaires conglomérées.

D'autres fois, on a des grands et des petits mononucléaires. Si l'évolution est très rapide, comme par exemple chez la souris blanche, on n'a qu'une congestion très intense et une grande quantité de cellules polynucléaires.

De tous les procédés de coloration, le meilleur est celui employé par De Beurmann et Gougerot.

On colore les frottis ou les coupes avec le BLEU de UNNA, ou la THIONINE PHÉNIQUÉE, qui donne une coloration rouge vio-lacée.

On voit alors que le champignon a la forme de bâtonnets minces, rectilignes ou légèrement incurvés de 3 μ 4/7, sur

1 μ 3/7, chez la souris blanche. Ils sont cloisonnés par deux ou trois divisions. Il est moins abondant chez l'homme que chez les animaux : on peut l'observer sur les coupes, ou bien dans le pus.

On peut aussi observer une forme plus courte, renflée en son milieu, et plus colorée à ses deux extrémités: c'est la forme en « NAVETTE ».

Ces variations de forme et de dimensions semblent justifiées par l'évolution du parasite et par le milieu où il se trouve.

Dans le champ du microscope, on le voit, soit libre ou par groupes de trois ou quatre , au centre de détritus amorphes protoplasmiques; soit au centre de macrophages détruits par eux, ou dans des macrophages mononucléaires ou polynucléaires, pourvus encore de vitalité. Ces formes humaines sont plus grandes encore que celles observées chez les animaux; elles varient entre 4 et 6 μ pour la longueur, 2 à 2,5 μ pour la largeur.

Ils sont basophiles; l'intérieur est clair, parsemé d'un pointillé basophile, plus ou moins serré; la périphérie est occupée par un liseré bleu, étroit et très net.

Tous les parasites sont nettement isolés et entourés d'une auréole claire. En plus on voit des groupes de cocci, des chaînes de streptocoques et des amas de staphylocoques.

Le pus des gommes fermées est visqueux, jaune verdâtre, épais, non homogène, formé d'un liquide gommeux, transparent, avec de grosses traînées purulentes.

Ce pus est très albumineux et fébrineux.

Par examen direct on constate des polynucléaires neutrophiles, des gros mononucléaires macrophages et un fin treillis fibrineux.

On n'observe pas de cocci, ni de bacilles de Koch. Cependant, la culture révèle des colonies de sporotrichum.

Ces colonies peuvent se voir soit par l'AUTOCULTURE; cette opération consiste à prendre du pus des gommes sporotrichosiques et de le déposer sur les parois des tubes de verre

stérilisés. Ces gouttes de pus donnent des multiplications de
formes parisitaires, qui n'étaient pas visibles dans le pus.

On peut encore voir les formes initiales du champignon
sur les LAMES SÈCHES. A cet effet, on prend du pus, on le dé-
double avec du bouillon glycosé glycériné, ou de l'eau de
carottes glycérinée; on le verse à la surface de trois lames
sèche et on examine chaque lame après un temps qui varie
pour chacune d'elles.

La première, au bout de deux jours : on voit que la lame
se tuméfie, devient gobuleuse. La seconde, du deuxième au
troisième jour : on voit un mycélium court et globuleux, qui
commence à pousser. La troisième du troisième au quatrième jour : on voit un mycélium qui se segmente. Si les lames
sont recouvertes de cultures pures, on peut voir les spores en
germination à tous leurs stades de développement.

CHAPITRE VI

LA SPOROTRICHOSE DANS L'ESPÈCE ANIMALE

De Beurmann et Gougerot, après avoir obtenu la culture pure du sporotrichum, ont essayé d'inoculer à diverses espè-·ces d'animaux ce parasite, pour constater s'ils étaient réfractaires ou inoculables. Les résultats de ces expériences ont permis de diviser ces animaux en deux séries :

Les réfractaires, parmi lesquels sont le chien, la poule, le pigeon, où l'on ne constate que des réactions locales, suivies rapidement de guérison.

Les non réfractaires, la grenouille, le lapin, le cobaye, la souris blanche, accidents mortels, quel que soit le mode d'inoculation.

L'INOCULATION peut être faite sous la peau, dans une veine, dans le péritoine, sur la peau par scarifications; toujours les lésions sont localisées au système des vaisseaux lymphatiques et aux ganglions. De même on a constaté l'extrême sensibilité des séreuses articulaires ou péritonéales.

Cette constatation expérimentale a une certaine importance et justifie chez l'homme certaines localisations sur le trajet des lymphatiques, soit au voisinage, soit dans les ganglions lymphatiques eux-mêmes. La généralisation constatée chez le jeune cobaye montre que la séreuse péritonéale est recouverte d'un exsudat fibrineux, que le foie contient des gommes et que dans le poumon on peut trouver des granulations qui rappellent la tuberculose.

L'inoculation chez le jeune chat, sur la séreuse péritonéale, a déterminé une péritonite et une série de gommes dans le foie.

De même chez le lapin, une inoculation dans la veine auriculaire a déterminé une gomme intrahépatique.

Que devons-nous conclure de ces expériences? C'est que les germes sont quelquefois transportés par les lymphatiques, mais le plus souvent par les vaisseaux sanguins.

Certains auteurs, Gougerot et Cavaren, en France, chez le chien (27 mai 1908); Luz et Splendore, chez le rat blanc; Fontoynont et Carougeau, à Madagascar, chez le mulet, ont trouvé des lésions spontanées.

Ces lésions montrent que certains animaux domestiques, pouvant être atteints de cette affection, il entre dans l'étiologie de la maladie la contamination par viandes sporotrichosiques.

ANATOMIE PATHOLOGIQUE DES LÉSIONS EXPÉRIMENTALES

Les travaux de De Beurmann, Gougerot et Vaucher (11 octobre 1907), sur l'histologie des FOLLICULES SPOROTRICHOSIQUES EXPÉRIMENTAUX nous ont montré que le sporotrichum ne détermine pas seulement des noyaux sous-dermiques, qui sont les cas les plus fréquents que la clinique nous présente; mais encore des lésions au sein des parenchymes.

On trouve ainsi des nodules broncho-pneumoniques, des nécroses hépatiques et pancréatiques, des scléroses hépatiques primitives, des surrénalités intenses.

Bien que ces lésions aient été rarement observées chez l'homme, elles ne nous paraissent pas impossibles, puisqu'elles se rencontrent chez l'animal. Une autre raison, qui nous fait penser que chez l'homme une évolution identique serait possible, c'est le transport des germes par la voie sanguine, qui a été reconnu dans les cas de généralisation.

Le pourtour de ces centres de dissémination est occupé

par une zone de tissu de sclérose, formant une barrière à l'envahissement.

Dans ce tissu conjonctif, on observe des masses polynucléaires et dans le magma central des cellules géantes et des follicules sporotrichosiques. La polynucléose différencie le follicule de la sporotrichose de celui de la tuberculose, où la lymphocytose prédomine.

Dans les infiltrats diffus, siège de la dissémination du parasite, on observe une réaction conjonctive, inflammatoire simple; avec macrophagie très intense et polynucléose disséminée.

Les cellules conjonctives, devenues macrophages basophiles, sont bourrées de parasites oblongs ou fusiformes. Elles sont serrées les unes contre les autres et forment des masses compactes, au sein d'un réticulum fibrineux. On observe autour des vaiseaux de la vascularité avec endo-vascularite et périvascularite épithélioïde.

De même, au niveau des capillaires, on a de l'endo-capillarite et péricapillarite. C'est là le follicule à microhématome central.

Les globules rouges, dans ces engorgements, forment thrombus, qui est entouré d'un cercle de cellules endothéliales en voie de transformation et de dégénérescence épithélioïde et giganto-cellulaire. Les globules rouges subissent dans ces lésions une transformation ; ils dégénèrent et forment des amas de substances pigmentaires.

Ces lésions vasculaires constatées par des lésions expérimentales, prouvent que la propagation se fait le plus souvent par les vaisseaux.

Dans le foie, on trouve des gommes et de gommules naissantes. Les espaces-porte sont thrombosés avec endophlébite. Autour de ces nodules intralobulaires, de la congestion, de la périphlébite, ainsi que de la périhépatite.

Ces mêmes lésions se retrouvent dans le rein et dans la rate.

CHAPITRE VII

ASSOCIATIONS MORBIDES

La sporotrichose peut être associée à d'autres maladies chroniques : c'est ainsi que dans la *Société de Dermatologie* (8 avril 1907, p. 126), on voit évoluer côte à côte, sans jamais se confondre, deux lésions de nature, nous allions dire différente, mais il vaut mieux dire deux lésions dont l'évolution est différente, car ignorant l'agent pathogène du cancer, personne ne nous empêche de supposer qu'il n'est pas également dû à un champignon, dont la virulence serait plus grande. Quoi qu'il en soit, on a vu l'épithélioma évoluer à côté de la sporotrichose, sans jamais se mélanger.

Ou bien encore, on a pu observer chez un ancien syphilitique, des lésions tuberculeuses et sporotrichosiques, évoluer avec une allure grave, avec retentissement ganglionnaire et généralisation fatale de la tuberculose par granulie et méningite (11e observation de De Beurmann). Ce malade, ancien syphilitique, est guéri de ses accidents, mais présente, à l'angle du maxillaire un abcès froid volumineux d'origine bacillaire, une gomme sporotrichosique à la cuisse droite et un placard verruqueux à la jambe droite de nature nettement tuberculeuse : il mourut rapidement de méningite granulique atypique.

Parmi les associations de sporotrichose et de tuberculose, Achard et Ramond ont rapporté dans le *Bulletin de la Société médicale* (23 avril 1909), un cas d'association sporotricho-tuberculose, dont voici l'observation :

Observation de Achard et Ramond

Sporotricho-Tuberculose

(23 avril 1909, *Bulletin Soc. méd. hôp.*)

70 ans, cimenteur. En février 1907, glande sous-maxillaire gauche, indolore, empâtement qui remonte jusqu'à la mastoïde; pas d'ulcération. On l'extirpe. Réunion par première intention. Trois semaines après, poussée de tumeurs superficielles, sous-cutanées, région sus-hyoïdienne. On incise. Restent deux cicatrices déprimées suintantes. En août 1908, une grosseur à l'aisselle. Une énorme région parotidienne, une sous-maxillaire, ulcération en cul de poule peau tendue, violacée, froide, indolore. Trois points suppurants. La tumeur axillaire est bosselée; pas d'adhérence; ouverte en deux points. Etat général bon.

On recueille le pus. Sporo-agglutination négative ou légèrement positive à 1/20e. Cultures abondantes pures, frottis abondantes, repiquage positif. Intolérance pour l'iodure. On essaye un sérum anti-sporotrichosique, aucun effet, puis le sirop iodo-tannique, aucun résultat; on donne quand même l'iodure. La tumeur de la nuque se ramollit. On inocule au cobaye. Mort rapide avec péritonite tuberculeuse et généralisation tuberculeuse à tous les viscères. On trouve le bacille de Koch dans les coupes de la rate. Etat du malade, stationnaire.

Cette observation permet de dire que la lésion est mixte, en se basant sur quatre points : 1° la sporo-agglutination a été nulle ou à peu près; 2° le traitement ioduré a été sans effet; 3° l'iodure a ramolli la tumeur; 4° la généralisation tuberculeuse a été très nette chez le cobaye.

Des deux lésions peut-on dire quelle est la lésion qui a commencé d'évoluer ? Dans le cas présent, la tuberculose paraît avoir commencé; la première ponction a donné des examens microscopiques négatifs pour le sporotrichum; la deuxième ponction, faite après l'ulcération, a donné des résultats en faveur de la sporotrichose. Il paraît logique d'admettre une tuberculose primitive et une inoculation sporotrichosique secondaire au moment de la lésion ulcéreuse.

CHAPITRE VIII

DÉCOUVERTE DU SPOROTRICHUM DE DE BEURMANN
DANS LA NATURE

Si l'on consulte les ouvrages de botanique qui traitent des Myxomycètes, on ne trouve nulle part décrit le Sporotrichum Beurmanni. On trouve dans le livre de Saccardo des espèces voisines, tel que le Sporotrichum Bolleanum, n° 86, le Sporotrichum fusco-album, n° 99, les Trichosporium tabacinum nigricans, brunneum, qui ont bien quelques ressemblances, mais diffèrent notablement sur d'autres points avec le Sporotrichum Beurmanni. Il était donc intéressant de rechercher où vivait ce champignon, comment se produisait la contamination de l'objet, sur lequel il vivait, jusque dans l'organisme humain. Les recherches furent faites sur les débris de végétaux, écorces d'arbre, feuilles, graines, fruits. Elles furent négatives pendant deux ans; et ce n'est que depuis un an à peine que De Beurmann et Gougerot le découvrirent en décembre 1908.

Il fut découvert en deux endroits différents : dans les Alpes françaises (près de Modane), dans la Vanoise (dans le massif du Mont-Blanc).

Nos deux expérimentateurs recueillirent toutes les moisissures blanches, brunes, noires; cinquante-sept échantillons furent recueillis. Après culture et examen, on en élimina plusieurs et huit restèrent sujets à dicussion.

Deux sont des levures proches : la 1re des Saccharomycès; la 2e de l'Oïdiomycès de Gilchrist.

Trois ont été démontrés appartenir au Sporotrichum Beurmanni.

4

De ces trois échantillons, les deux premiers furent recueillis près de TERMIGNON (MODANE), dans une vallon, sur l'écorce d'un petit hêtre, à 0,40 centimètres du sol. C'était un petit mamelon blanc, large de 3 μ, duveteux d'aspect ; sur les prêles voisins d'autres points blancs, lisses et hémisphériques.

On les cultiva sur gélose glycosée de Sabouraud, par étalage des débris pulvérulents, ou par frottis sur tubes d'un même fragment du parasite.

On eut comme résultat, dans le tube initial des colonies blanches (échantillon du hêtre), noires sur pomme de terre glycosée glycérinée. Ce fut la variété α du sporotrichum de De Beurmann.

Sur gélose sucrée par repiquage, ce même champignon est devenu noir; ce fut la variété β.

L'échantillon prêle donna, sur tubes ensemencés, des cultures très abondantes et très pures, d'abord blanches, qui devinrent brunes, après 30 jours (variété β). L'étude sur lames sèches l'identifia avec le Sporotrichum Beurmanni.

On voit par ces expériences que côte à côte se trouvent dans la nature, sur un hêtre et sur un prêle, deux variétés de ce champignon. Cette constatation démontre que les variétés α et β ne sont que des états transitoires et inconstants.

Le troisième échantillon fut recueilli sur un ballot de foin coupé, dans une prairie, derrière les PRATZ DE CHAMONIX (massif du MONT-BLANC).

Il était sur des graines d'AVENA SATIVA (AVOINE CULTIVÉE). Ces grains étaient couverts de taches noires, mesurant 2 millimètres, légèrement saillantes, englobant parfois le grain d'une couleur noire.

Les frottis donnèrent d'emblée de belles cultures noires; colonies très abondantes.

Ces trois échantillons sont identiques au parasite humain et animal.

Ces découvertes permettent d'affirmer le SAPROPHYTISME du

champignon dans la nature, sur les arbres, sur les pommes de terre, sur les bois (planches moisies par exemple).

Sous le champ du microscope, il apparaît avec les mêmes filaments, incolores, rectilignes, la même abondance de spores, noires, le même isolement de la spore, rattachée par un court pédicule, la même irrégularité dans la distribution des spores.

Ces sporotrichum sont bien la source de notre affection. En fait: si l'on place un grain d'avoine couvert de ce champignon sous la peau du dos d'un rat blanc, dix jours après il y a un abcès, une ulcération et l'élimination du grain, avec pus. Ce pus contient bien les formes courtes du parasite, la lésion guérit sans suites. Si on inocule une culture initiale du parasite de l'avoine dans la cavité péritonéale d'un autre rat, dose d'un centim. cube, après vingt-sept jours, trois abcès péritonéaux sont formés; de telles doses d'une culture humaine détermineraient la mort par généralisation rapide. Enfin, si l'on injecte une nouvelle culture faite avec le pus des abcès du rat précédent à un nouveau, ce dernier meurt de généraliastion après cachexie.

Ces expériences montrent que de rat à rat la virulence augmente; d'abord, saprophyte inoffensif, jusqu'à parasite extrêmement dangereux.

Ce qui a permis à De Beurmann de dire : « UN HOMME EST PORTEUR DU SPOROTRICHUM SANS ÊTRE UN SPOROTRICHOSIQUE ».

MÉTHODES EXPÉRIMENTALES QUI AIDENT LE DIAGNOSTIC

C'est à De Beurmann et à Gougerot que revient l'honneur d'avoir trouvé une méthode technique pour rechercher le sporotrichum dans l'organisme humain, par les CULTURES.

Les premiers ensemencements furent faits sur des milieux habituellement employés en bactériologie, tels que bouillons de viande, ordinaire, peptoné, glycosé; eau peptonée, pomme

de terre, carotte, navet glycérinés. Sur ces milieux, il a toujours abondamment poussé, moins cependant sur les milieux
d'origine végétale que sur ceux d'origine animale.

Il se développe en formant des flocons blanchâtres, et s'ac-
cumule au fond du tube sans jamais troubler la limpidité du
liquide.

Sur la pomme de terre, il forme un enduit blanchâtre, qui
tombe au fond après être devenu brun, puis d'un beau noir;
un nouveau parasite repousse au même point.

Sur carotte et navet, la culture est la même. Sur les milieux
du professeur Sabouraud, carotte glycérinée, à 5 %, gélose
contenant dans eau 1000, peptone 10, gélose 18, glycose
brut 40 : il y pousse avec abondance. Sur gélose maltosée ou
glycosée, il détermine des reliefs, qui rappellent une région
montagneuse, dont les crêtes seraient plus claires et les val-
lées plus foncées, ce qui détermine un schéma si net, que l'on
ne peut l'oublier.

Sur milieux solides, il s'y développe et adhère si intimé-
ment à ce milieu, qu'on ne peut l'en détacher.

On a aussi remarqué que plus la lésion est jeune, plus la
culture est fructueuse, et qu'elle l'est davantage dans les milieux sanglants, ce qui serait encore en faveur de la propagation sanguine.

L'optimum de température pour son développement est
entre 15° et 30°; et la température la plus favorable est celle
du laboratoire, à la condition de laisser la préparation à
l'air libre, le tube non bouché.

Par ce procédé, il est alternativement à des températures
variant entre 15° et 20°.

Il ne pousse pas à l'étuve.

Ce parasite est aérobien, il aime l'oxygène : la durée de la
pousse est de 6 à 7 jours, c'est un mycélium très abondant,
enchevêtré au centre de la pousse. Ce sont des filaments
longs, grêles, sinueux, incolores, cloisonnés, à intervalles
espacés avec quelques ramifications latérales. De ces ramifications se détachent des stérigmates irrégulièrement disposés,

qui supportent deux ou une seule spore ovoïde de 2 μ 1/7 de long, et 2 μ 6/7 de large.

Le long du filament on voit des conidies détachées, ainsi qu'à l'extrémité du filament, qui porte un bouquet terminal de 7 à 8 conidies.

INTRA-DERMO REACTION

De Beurmann et Gougerot préconisent l'INTRA-DERMO RÉACTION, qui leur a donné des résultats des plus intéressants.

L'injection dans le derme, de deux gouttes de toxine spéciale, provoque chez les sporotrichosiques, un nodule cutané induré, rouge et sensible.

Il est également entouré d'une auréole rose violacée pouvant atteindre 70 millimètres de diamètre. La réaction est donc très nette.

Des intra-dermo réactions-témoins faites à des tuberculeux, à des syphilitiques, à des lépreux, sont restées négatives et ont donné à peine une induration très minime, sans auréole.

La toxine employée est obtenue par broyage d'une culture jeune, sur gélose glycosée, dans du bouillon d'une culture âgée. L'ensemble est mis à macérer dans l'autoclave à 100°, puis filtré sur simple papier buvard, afin d'enlever les paquets filamenteux. Le filtrat est ou n'est pas concentré, suivant les échantillons; c'est donc un mélange d'endo et d'exo-toxines.

L'intra-dermo réaction a l'avantage de n'employer qu'une très minime quantité de corps microbiens, c'est-à-dire une dose inoffensive.

Cette toxine a été déterminée par De Beurmann; c'est la SPOROTRICHOSINE. Il en distingue trois d'après le degré de concentration de la dilution.

Malheureusement, cette épreuve d'intra-dermo-réaction a donné des résultats positifs chez des malades, qui n'avaient pas la sporotrichose.

Chez un malade porteur d'un zona abdominal; chez un malade ayant en saprophyte le muguet dans la bouche; chez un individu ayant une ostéomyélite chronique tuberculeuse du tibia; chez un cas de trichophytie de la barbe; un cas d'épithélomia mélanique, un cas de tuberculose pulmonaire; enfin, chez un cas de néphrite chronique.

Mais alors, l'intra-dermo-réaction n'a plus de valeur, puisqu'elle se rencontre dans des cas où la culture est négative. On a donné à cette réaction positive une raison, en disant qu'elle était le témoignage d'une mycose en puissance, ou d'une mycose ignorée, n'étant pas la sporotrichose. Elle pouvait être tout simplement due à un champignon, saprophyte inoffensif, de la cavité buccale ou intestinale.

On voit donc que l'intra-dermo-réaction n'est pas un phénomène sur lequel on puisse baser un diagnostic.

En même temps, Bruno-Bloch, en Allemagne, découvrait la SUB-CUTI-RÉACTION, qu'il a essayée avec succès sur le premier cas de sporotrichose observé hors de France. (*Société médicale des hôpitaux de Bâle*, 6 mai 1909.)

Peu après, M. Pautrier et Lutembacher exposaient à la Société de dermatologie et de syphiligraphie (1er juillet 1909) la technique de cette expérience.

On prélève, disent-ils, sur une culture jeune du champignon, une certaine quantité de cette culture, une ose de platine, que l'on broie dans un mortier d'agathe, et que l'on dilue dans 10 centimètres cubes de sérum. On la stérilise avec soins, par l'ébullition prolongée, et on injecte sous la peau 1 centimètre cube et même 1/2 centimètre cube.

Le soir même, le malade a de la fièvre et un malaise général. Localement, il se fait une réaction, qui se caractérise par une rougeur vive, et la peau devient empâtée et œdémateuse. Cet empâtement se diffuse aux environs. La réaction générale disparaît le lendemain, mais la réaction locale persiste cinq ou six jours. S'il y a eu nodule sous-cutané, celuici peut atteindre la grosseur d'une noisette, et persister après la disparition de la rougeur, pendant trois semaines.

En même temps, Bloch notait une réaction nouvelle, la DIA-ZO-RÉACTION D'ERLICH dans les urines. La diazo-réaction a été découverte en 1882, et est positive dans certaines affections fébriles : la fièvre typhoïde, le typhus exanthématique, la tuberculose, les fièvres éruptives, l'érysipèle.

Elle consiste à verser deux centimètres cubes de la solution suivante dans un tube à essai, qui contient une égale quantité d'urine.

Acide chlorhydrique . . . . 50 *centimètres cubes*
Eau . . . . 950 *centimètres cubes*
Acide sulfanilique . . . . à *saturation*

puis on ajoute deux gouttes de la solution suivante :

Nitrite de soude 0,50
Eau . . . . 100 grammes.

On ajoute, après avoir agité, dix gouttes *d'ammoniaque*. Il se forme alors un anneau rouge à la limite de séparation des deux liquides. Après mélange, le liquide rougit, et la mousse seule reste colorée et se fixe aux parois du tube.

C'est la première fois que la diazo-réaction est citée dans la sporotrichose.

Pour compléter le diagnostic, nous avons encore à notre disposition les INOCULATIONS AUX ANIMAUX.

Comme l'a montré De Beurmann, dans une communication des *Annales de Dermatologie et de Syphiligraphie*, tome IX, août et septembre 1908, p. 479, celui des animaux qui est le plus sensible au sporotrichum, est le rat. Il existe trois pro-cédés pour confirmer le diagnostic : le premier est l'inocula-tion intrapéritonéale au rat femelle, qui ne donne qu'une ré-ponse tardive, car la sporotrichose, en se généralisant, ne se traduit pas par des signes extérieurs, faciles à apprécier. Il faut sacrifier l'animal ou attendre sa mort naturelle.

Le second procédé est l'inoculation sous-cutanée au rat mâle ou femelle. Dans le tissu sous-cutané, il se forme un abcès, et le pus de cet abcès contient de nombreux parasites :

ce pus, examiné par frottis ou par cultures, donne des résultats positifs.

Le troisième procédé est l'inoculation intra-péritonéale au rat mâle, qui est très sensible à la toxine, et qui réagit par une vive réaction, presque toujours sûre, du côté de ses testicules. En effet, l'orchite précoce est caractéristique de la nature sporotrichosique de la substance à injection.

Ces procédés d'inoculation sont rarement employés, parce qu'on a la culture, qui est beaucoup plus facile et tout aussi sûre. Cependant, il est bon de les connaître, car ils peuvent être utiles pour confirmer un diagnostic de sporotrichose, et surtout de localisations testiculaire ou épididymaire.

DIAGNOSTIC RÉTROSPECTIF DE LA SPOROTRICHOSE

Maintenant que nous connaissons la lésion macroscopique produite par le sporotrichum, il est relativement facile de la diagnostiquer.

Mais tout autre est de la diagnostiquer après de longs mois de guérison.

Ce diagnostic peut se faire : 1° par les CICATRICES ; 2° par la SPORO-AGGLUTINATION; 3° par la CULTURE DU MUCUS BUCCO-PHA-RYNGIEN.

1° Par les CICATRICES.

De Beurmann et Gougerot ont démontré que ces cicatrices, sans être pathognomoniques, sont du moins toutes spéciales.

Elles sont étoilées, irrégulières, à bords déchiquetés, à languettes mal accolées; la peau saine peut former des ponts, conserver sa souplesse.

Ces cicatrices sont souvent multiples.

2° Par la SPORO-AGGLUTINATION.

C'est à Widal et ses élèves Abrami, Joltrain et Well, que revient l'honneur de l'avoir découverte.

Elle est basée sur la propriété, que possèdent les sérums de sporotrichosiques, d'agglutiner les spores de cultures sur gélose glucosée, âgées d'au moins un mois.

Sicard et Decomps, Brodier et Fage, l'ont fait sur des individus en évolution ou récemment guéris. Il était intéressant de savoir si l'agglutination persistait après guérison.

L'expérience fut essayée sur un malade guéri depuis cinq ans (malade de 1903) : les résultats furent négatifs à 1/20, 1/50, 1/100, 1/200 : donc, après cinq ans, aucune réaction.

Sur un malade guéri depuis un an, il y eut réaction positive à 1/80 et à 1/60. Ce résultat permet d'éliminer la syphilis et la tuberculose, et met en doute l'actinomycose, le muguet et les mycoses. On peut compléter par l'interrogatoire et l'évolution des lésions.

Les meilleures dilutions sont celles à 1/100; les faibles dilutions, à 1/10, 1/50, peuvent ne pas agglutiner, car elles contiennent des anti-agglutinines qui empêchent l'agglutination. Certains sérums agglutinent à 1/200, 1/300.

3° Par la CULTURE DU MUCUS BUCCO-PHARYNGIEN.

Nous savons que le sporotrichum peut vivre en saprophyte dans les replis de notre muqueuse bucco-pharyngienne. Si par frottis, il se développe sur gélose glucosée, on pourra rattacher l'affection antérieure, guérie actuellement, à la sporotrichose.

On pourra d'autant affirmer l'affection, s'il y a sporo-agglutination positive, et si le malade porte des cicatrices caractéristiques.

OBSERVATION DE BRISSAUD, GOUGEROT et GY

(20 novembre 1908, *Soc. méd. hôp.*)

On ignore qu'il a eu la sporotrichose. Agé de 69 ans. Brightique. Grands œdèmes. Huit cicatrices sur le thorax; celle parasternale est ovalaire, oblique en bas, plate, non adhérente au plan profond; bords irréguliers. Réunion de trois lésions ulcérées, deux traînées blanches, indurées, entourées de bandes rosées, cicatricielles, fines, froncées, plissées. Les limites entre les bandes cicatricielles et la peau saine sont nettes, sans ressauts. Limites sinueuses. Ces deux cicatrices se touchent, mais gardent leur individualité. La peau saine a conservé son fin quadrillage.

Les deux cicatrices susclaviculaires sont plus colorées et plus vasculaires. Sur l'acromion, cicatrice composée de trois cicatrices ovalaires, même teinte, mêmes bords rosés, très irréguliers. Le centre est étoilé, une adhère à l'os. Cicatrice sous-épineuse, une abdominale.

On pose le diagnostic de sporotrichose guérie. L'interrogatoire confirme le diagnostic. C'est une éruption gommeuse datant de deux ans.

On apprend qu'il a eu au début une bronchite, une angine, un abcès pharyngien ouvert et vidé brusquement, pus fétide, cicatrisé un mois après. Toutes les gommes sous-cutanées ont évolué après dans un mois.

CHAPITRE IX

DIAGNOSTIC DIFFÉRENTIEL CLINIQUE
DE LA SPOROTRICHOSE

Le malade qui est atteint de sporotrichose se présente à nous avec quatre sortes de lésions, qui correspondent aux quatre stades d'évolution de la gomme sporotrichosique. Ce sont : la gomme sous-cutanée, la gomme cutanée, la gomme ulcérée, la gomme cicatrisée.

A chacun de ces stades, on devra faire le diagnostic avec la syphilis et la tuberculose.

1° GOMME SOUS-CUTANÉE

On la diagnostique par ses caractères : elle est dure, ronde ou ovale, de dimension variable: grain de plomb jusqu'à la grosseur d'une mandarine; elle est mobile sous le doigt; indolore, évolue assez rapidement; il y en a toujours plusieurs, et même un très grand nombre.

Cette tumeur sera confondue le plus souvent avec la gomme syphilitique : mais elle est plus empâtée, sans limites bien nettes, elle est légèrement douloureuse quand on la palpe, et la peau est vite enflammée; dans la syphilis, les adhérences entre la tumeur et la peau se font beaucoup plus tôt. Le nombre des gommes syphilitiques n'est jamais aussi nombreux que dans la sporotrichose, et au lieu d'être disséminées, sont groupées en une région.

La gomme tuberculeuse est encore plus empâtée, mais n'est jamais douloureuse, la peau subit de bonne heure une réaction qui fait qu'elle adhère à la tumeur. Ces gommes tuberculeuses se rencontrent très souvent aux plis inguinaux, à la région axillaire, à la région cervicale et sous-maxillaire.

2° GOMME CUTANÉE

La gomme sporotrichosique cutanée est nettement déterminée par des caractères, qui sont spéciaux : elle est ronde, régulière, de volume variant du pois à la mandarine, elle peut être molle et même fluctuante; elle n'est jamais douloureuse. Ses bords sont nets et précis, la peau est amincie à son niveau, elle est rouge, violacée, tendue; mais cette inflammation reste toute locale, ne dépassant pas les bords de la gomme.

La gomme syphilitique conserve profondément les caractères de la gomme sous-cutanée, mais l'empâtement est plus prononcé et s'étend en dehors des limites de la gomme, le pourtour de cette zone inflammatoire est impossible à déterminer, et la coloration de la peau est moins accentuée et plus diffuse. La peau, au niveau du centre, est quelquefois très amincie, on y constate une légère fluctuation. Cette gomme est toujours indolore. L'évolution est plus rapide.

La gomme tuberculeuse a, au contraire, une évolution plus lente, elle augmente de volume très doucement, elle est rarement seule; il y a souvent des groupes de gommes, ce qui donne à la tumeur l'aspect bosselé. Elle devient nettement fluctuante, bien avant que la peau s'ulcère et qu'elle devienne rouge. La rougeur peut exister, mais elle est toujours moins accentuée et n'apparaît que très tard. Elle est douloureuse à cause du pus qu'elle contient, et qui est sous tension. Tout autour, on observe une zone péri-gommeuse, qui est enflammée et empâtée.

3° GOMME SPOROTRICHOSIQUE ULCÉRÉE

La gomme ulcérée est encore plus caractéristique : ses bords sont irréguliers, non décollés, rosés ou violacés, quelque peu surélevés et retroussés en dedans. Le centre est occupé par un fond, qui a partout la même profondeur, au centre comme sur les bords. Il est papillomateux, rosé, ou saignant, ou recouvert d'un enduit séreux ou croûteux jaunâtre, qui cache les contours et le fond.

La sérosité est visqueuse, claire ou teintée de filets sanguins ou de débris cellulaires.

L'ulcération syphilitique est toute différente, elle est, soit unique, c'est-à-dire circulaire, à bords taillés à pic et rouge foncé, le fond est purulent et occupé par un magma jaunâtre, qui cache toujours le fond de l'ulcération; ou bien, l'ulcération est plus vaste, plus étendue, elle est polycyclique sur ses bords; ou bien, encore, elle affecte la forme serpigineuse. On a alors une série de petites ulcérations, chacune typique et se tenant les unes les autres, qui décrivent sur un membre des traînées irrégulières.

L'ulcération tuberculeuse est irrégulière, rarement circulaire, avec des prolongements assez longs; les bords sont décollés, le stylet s'engage sous ces bords, quelquefois très loin. Ils sont violet très foncé et retroussés en dedans. Le fond de l'ulcération est, soit bourgeonnant, s'il doit y avoir cicatrisation, ou sanieux et recouvert d'un enduit jaunâtre pultacé, qui laisse sourdre un pus crémeux et fétide.

L'ulcération pénètre moins profondément que celle due à la syphilis, mais s'étend surtout en superficie. Le pourtour de l'ulcération n'est jamais infiltré.

4° GOMME SPOROTRICHOSIQUE CICATRISÉE

Deux cas : la gomme a été traitée dès le début, ou la gomme n'a pas été traitée.

Dans le premier cas, on trouve moins une cicatrice qu'une

surface ombiliquée de la dimension de la face externe de la gomme, pigmentée en brun chocolat avec quelques petites arborisations vasculaires.

Dans le second cas, on voit, au milieu de la surface pigmentée, une ligne ou une tache blanche correspondant au point où se trouvait l'orifice d'évacuation fistulisé.

Dans les deux cas, les tissus environnants ne subissent aucun changement; cependant, on note que la région pigmentée est légèrement indurée.

Cette cicatrice peut être plus grande, de forme étoilée; les rayons de cette étoile sont pigmentés et entourent des portions de peau saine, qui conserve sa souplesse et ses caractères normaux.

Les cicatrices syphilitiques sont blanches, uniques, rétractées, plus petites que l'ulcération; les pourtours ne sont pas pigmentés.

Les cicatrices tuberculeuses sont blanches, quelquefois assez étendues, nacrées et plissées, sans pigmentation, adhérentes à la peau, au tissu cellulaire sous-cutané et aux plans profonds. On peut les voir saillantes et semblables à des chéloïdes.

5° DIAGNOSTIC DIFFÉRENTIEL DES LÉSIONS DES MUQUEUSES

La sporotrichose fait une ulcération, qui s'étend en nappe, détruit la muqueuse, et lui donne un aspect bourgeonnant. Un enduit grisâtre, non pultacé, mais semblable à de la mie de pain mâchée, ou du papier buvard mouillé.

La lésion tuberculeuse aiguë du pharynx n'évolue jamais sur une étendue aussi grande, elle érode, effrite, creuse sur place la muqueuse et les zones sous-jacentes, L'amygdale s'effronde, disparaît même; la luette se réduit, s'ulcère et disparaît; le bord du voile du palais s'échancre, les piliers se découpent comme à l'emporte-pièce. En somme, la tuberculose bucco-pharyngienne morcelle, la sporotrichose respecte les organes.

La lésion ulcéreuse, de nature syphilitique, est ici encore plus destructive et térébrante. Elle laboure volontiers le voile, l'amygdale, le pharynx, les os, et jamais elle ne se dissémine comme la tuberculose, ni jamais elle ne se généralise comme la sporotrichose.

Le diagnostic différentiel se fera encore par le nombre, le siège, le retentissement ganglionnaire.

Nous avons vu que la sporotrichose pouvait produire beaucoup de lésions; on en a compté jusqu'à 76; leur siège est variable, cependant, elles sont plus fréquentes aux jambes et aux bras, puis aux fesses et à la tête. Les ganglions sont très rarement atteints, ou si on en trouve, ils sont et restent tout petits, nullement en rapport avec l'intensité des lésions. Les lymphatiques sont assez souvent pris, et l'infection simule un chapelet de gommes.

Dans la syphilis, les gommes sont rarement nombreuses : elles sont uniques le plus souvent. Les ganglions sont toujours infectés, surtout ceux du territoire où siège la gomme.

Dans la syphilis, les lésions sont uniques et siègent sur un territoire lymphatique, ou près d'une région ganglionnaire, il y a toujours polyadénie.

Une affection avec laquelle on peut très facilement confondre la sporotrichose est le bouton d'Orient. Son nom seul, en effet, indique sa provenance; mais comme la sporotrichose s'est déjà rencontrée en Afrique, il ne serait pas étonnant qu'on la trouve également en Orient. De plus, le bouton d'Orient peut se rencontrer loin du pays, où il est fréquent, car les germes pathogènes sont transportés vivants sur les vêtements, et inoculent l'homme à la faveur de la première excoriation.

Le stade qui simule le plus la sporotrichose est le stade ulcération; en effet, le bouton d'Orient ulcéré se caractérise par une perte de substance, recouverte d'une croûte, sous laquelle, en la soulevant, on aperçoit cette ulcération profonde à bords taillés à pic, irréguliers et dentelés. Elle laisse sourdre de son fond une sérosité peu abondante, mais très épaisse et qui se concrète rapidement pour former cette

croûte, qui rappelle exactement celles des ulcérations sporotrichosiques. Les bords sont devenus boursoufflés et surélevés, la peau du poutour est rouge, recouverte de squames
épidermiques. Plus tard, les bourgeons papillomateux apparaissent au fond de cette ulcération, et, après guérison, la
cicatrice elle-même rappelle celle de la sporotrichose; elle est
d'abord violacée et dure, puis elle blanchit et s'assouplit.

Le chancre sporotrichosique initial sera difficile à diagnostiquer. On y arrivera le plus souvent parce que l'on aura
songé à une mycose, et que l'on aura fait la culture. Avant
d'en arriver là, on aura fait successivement le diagnostic de
chancre induré s'il siège sur une région où il se rencontre,
mais l'on sera étonné de ne pas retrouver la base indurée
sur laquelle repose le chancre spécifique, le ganglion correspondant au territoire manquera le plus souvent; le traitement
mercuriel sera sans effet.

Certaines formes cutanées ou muqueuses, surtout les formes ulcérées, ont été prises souvent pour des épithéliomas
cutanés, et ont été extirpés comme tels. On recherchera, dans
le cas d'épithélioma, les caractères de cette ulcération, dont
la base est ferme, résistante, épaisse et rugueuse; le centre
est plutôt saillant qu'excavé, verruqueux, rarement sanieux
et purulent; mais plutôt saignant. La tumeur gagne en profondeur, adhère aux tissus sous-jacents et une infiltration
épithéliomateuse durcit toute la peau du pourtour de l'ulcération.

La forme sous-cutanée disséminée, à son stade gomme non
ulcérée, sera souvent confondue avec la sarcomatose sous-
cutanée; mais ici, cette généralisation est compliquée d'un
état cachectique et d'un facies jaune pâle, qui caractérise la
nature maligne des tumeurs. Ces tumeurs sont toujours une
propagation par voie sanguine et par métastase, d'une autre
tumeur visible ou cachée de même nature, et qui a donné
naissance à ce semis de germes néoplasiques.

6° Lésions sporotrichosiques osseuses

Enfin, certaines évolutions toutes spéciales de la sporotrichose, la gomme osseuse, par exemple, sera à diagnostiquer de l'ostéomyélite chronique : on se rappellera que l'ostéomyélite se rencontre surtout à l'adolescence, au niveau des cartilages juxta-épiphysaires, qu'elle s'accompagne de fièvre et de douleurs vives dans les os.

La gomme osseuse tuberculeuse se caractérise par ses trois périodes : celle du début, où il n'y a que douleur et gonflement, alors que rien ne fait supposer une gomme tuberculeuse. Les antécédents personnels et familiaux doivent être recherchés soigneusement.

De même, l'état général auquel on a donné le nom de scro fule aidera à faire le diagnostic probable.

La gomme osseuse syphilitique se caractérisera par ses douleurs ostéocopes plutôt nocturnes, sans hyperostose. Dans ce cas, on recherchera les signes de la syphilis, qui sont rares dans les antécédents des sporotrichosiques.

Enfin, on devra penser à l'ostéosarcome avec son évolution rapide, ses douleurs qui persistent malgré le repos, le gonflement osseux, quelquefois la facture spontanée ; la sensation d'une masse molle presque fluctuante ne fera pas penser à de la sporotrichose.

DIAGNOSTIC DIFFÉRENTIEL BACTÉRIOLOGIQUE
AVEC LES AUTRES MYCOSES

Nous savons que le Sporotrichum Beurmanni se caractérise par un mycélium fin, à filaments larges de 2 environ, plus ou moins enchevêtrés, et par des ramifications assez espacées. Les spores sont brunâtres, mesurant 5 μ de long sur 3 μ de large, et sont rattachés au filament par un pédicule court. Elles peuvent être isolées ou groupées en bouquets de trois à vingt éléments.

5

La sporotrichose, ainsi déterminée par l'examen microscopique de son mycélium et de ses spores, se différenciera des autres mycoses par l'examen microscopique des parasites des autres affections.

C'est d'ailleurs le seul moyen que nous avons à notre disposition, pour pouvoir affirmer la nature de telle affection due à telle mycose ; la clinique ne nous donnant que des renseignements insuffisants.

C'est ainsi que l'Actinomycose se caractérise par un réseau filamenteux serré, qui forme la masse centrale, et de très nombreuses fibrilles, qui se dirigent vers la périphérie. Ces filaments sont ondulés, disposés en vrille, ou en spirales, entrecoupés par des espaces lacunaires.

A la périphérie de cette masse, sont des éléments effilés, qui se terminent par une partie élargie ou massue, de forme cylindrique, ou bifurquée de 8 à 10 μ d'épaisseur, sur 20 à 30 μ de longueur. L'actinomycose se détermine encore, par les grains jaunes, qui se retrouvent dans le pus : semblables à des grains de sable, ils sont entourés d'un couche mucoïde glaireuse; il sont de dimension d'un dixième de millimètre; leur couleur varie, ou blanc ou grisâtre ou jaune soufre, et même quelquefois, brun verdâtre ou noir.

La Saccharomycose, affection mycosique due à un parasite connu et déterminé, le Saccharomycès, comprend deux variétés : 1° La Saccharomycose de Busse-Buschke due au Saccharomycés tuméfaciens, trouvé par Curtis dans une grosse masse sous-cutanée inguinale, et un gros abcès lombaire ;

2° La Saccharomycose de Vuillemin, due au Saccharomicès anginoe, trouvé par Troisier et Achalme dans une angine.

Le premier, le Saccharomycès tuméfaciens, se caractérise par des cellules ovoïdes, sphériques, bourgeonnantes, avec granules réfringents. La multiplication se fait par bourgeonnement et donne des formes agglomérées, résultant de bourgeonnements simultanés ou successifs, et donnant des ébauches de chaînettes filamenteuses, non cloisonnées ou cloisonnées. La forme de reproduction supérieure se fait par l'asque, qui contient 1 à 4 ascospores.

Le second, le Saccharomycés anginoe de Vuillemin, se caractérise par des cellules ovoïdes, de 3 à 6 μ avec un ou deux granules réfringents, bourgeonnantes, isolées, ou en chaînettes de quatre éléments ovoïdes. ébauchant des formes mycéliennes filamenteuses.

La reproduction supérieure se fait aussi par l'asque qui contient quatre ascospores en tétrades ou en file.

Les Atelosaccharomycoses de De Beurmann, dues à l'Atélosaccharomycès comprend deux variétés :

1° La forme ronde se rapprochant du saccharomycès qui est l'Atelosaccharomycès (cryptococcus) de Gotti et Brazzola, caractérisée par des formes levures à bourgeons multiples et des formes pseudo-mycéliennes;

2° La forme allongée, qui sert de transition entre les Saccharomycoses et les Sporotrichoses et Endomycoses, comprend le type Atélosaccharomorycès Guttutalus, caractérise par des cellules elliptiques ou ovales, allongées, de 15 à 20 μ sur 6 à 8 μ même plus longues, contenant 2 à 6 guttules hyalines.

Le bourgeonnement se fait bout à bout ou au sommet de l'une d'entre elles, par nombre de deux ou trois (formes pseudo-mycéliennes) : ces parasites sont anascoporés.

L'Endomycose de Vuillemin, mycose due à l'Endomycès ou parasite du Muguet, est caractérisée par un mélange de formes levures, et de formes mycéliennes. Ce sont des thalles à articles ramifiés, bourgeonnants; les asques sont subsolitaires à l'extrémité des rameaux et renferment quatre spores. Ces spores sont hémisphériques ou réniformes, hyalines.

Les chlamydospores sont terminales.

Le mycélium est droit ou incurvé de 3 à 5 μ sur 50 à 600 μ cloisonné en articles de 30 à 50 μ arrondi aux extrémités, de plus en plus court vers la périphérie. Il porte, au niveau des cloisons, des rameaux simples unicellulaires ou cloisonnés ou ramifiés, émettant des articles globuleux de 5 à 7 μ.

Les articles globuleux donnent des cellules levures.

L'Oïdiomycose de Vaucher, due à l'Oïdium cutaneum, déterminant des gommes dermiques et hypodermiques, disséminées, ulcérées ou non, se caractérise par :

1° Des levures bourgeonnantes, qui par repiquage donnent des ébauches de filaments, puis des formes filamenteuses franches.

Ces levures sont rondes, isolées; par bourgeonnement, elles donnent deux cellules levures finissant par former des groupes de chaînettes (formes pseudo-mycéliennes), formes agglomérées en amas, ou formes bourgeonnantes allongées ébauchant un filament bourgeonnant.

2° Au deuxième stade, on a un mélange de cellules levures et de chaînettes filamenteuses. Ces chaînettes bourgeonnent et donnent des bourgeons latéraux : certaines cellules ont une double paroi et sont susceptibles de bourgeonner en chaînettes ramifiées.

De la forme levure, peuvent naître des éléments rectangulaires simulant un mycélium, et terminé par une cellule ovoïde, qui peut être une chlamydospore.

L'Hémisporose, nouvelle mycose étudiée par De Beurmann, Clair et Gougerot (Soc. méd. des hôp. de Paris, mai 1909, p. 917), dans un article intitulé Hémisporose de la verge, et par Gougerot et Caraven le 10 janvier 1910, dans un article intitulé l'Hémisporose humaine (Revue de chirurgie), est due à un parasite, l'Hémispora Stellata, qui vit en saprophyte dans la nature. Ce parasite est très peu virulent et même inoffensif, mais inoculé à l'homme, il peut devenir virulent.

La culture à froid sur gélose glycosée et peptonée de Sabouraud, donne des circonvolvations à gros mamelons, de couleur noire, avec poudrage de rouille.

Le mycélium est fin de deux à trois μ hyalin, septé, ramifié. Les protoconidies portent des chaînettes de deuteroconidies disposées au nombre de quatre à trente, et souvent plus. Les spores mesurent 2,6 à 3,5 μ, et ont une membrane fuligineuse.

Au microscope, l'examen sur lame sèche donne des colonies isolées, avec feutrage mycélien central et filaments mycéliens radiés périphériques terminés par de longues chaînettes de spores. Les spores sont rectangulaires, isolées ou au bout des filaments qui sont terminés par de grosses chlamydospores arrondies.

LES BLATOMYCOSES comprennent depuis leur démembrement fait par De Beurmann, les parasites encore peu connus se caractérisant par des bourgeons et des levures.

De Beurmann les a appelés ZYMONÉMA, et celui qui a déterminé une affection pathogène chez l'homme, est le ZYMONÉMA DE GILCHRISTI. Il se détermine :

1° Par un thalle formé de cellules rondes ou irrégulières, qui bourgeonnent isolément;

2° Par des formations rondes ou ovoïdes en chaînettes ou en bourgeons;

3° Par des filaments mycéliens cloisonnés, ramifiés de calibre inégal;

4° Par des formations de transition entre les articles isolés et les longs filaments. Ces filaments nouveaux naissent des formes arrondies.

Les conidies sont caténulés, rameux, dissociés, rappelant la forme oïdienne ou en file.

Les spores sont situées à l'extrémité d'un filament, et naissent par cloisonnement de ce filament.

Les chlamydospores naissent soit dans la continuité du filament, ou à son extrémité.

Ce parasite n'a pas d'asques connus.

CHAPITRE X

EVOLUTION ET PRONOSTIC

La sporotrichose évolue lentement sans aucune douleur, ni fièvre, excepté quelques rares exceptions où les lésions étaient douloureuses, et où il y avait de la fièvre. (Observation de Bronier et Fage, 3 juillet 1908, *Soc. méd. des hôpit.* Sporotrichose nodulaire disséminée à forme fébrile, sporo-agglutination positive.)

L'état général reste toujours bon; la maladie ne procure que de la gêne dans les mouvements. Aussi, souvent, les malades ne viennent nous consulter que lorsque ces tumeurs trop grosses les gênent, ou qu'elles se sont ulcérées. Dans presque tous les cas d'observation, on note, avant l'apparition des gommes, soit une bronchite ou une grippe.

Nous ne pensons pas qu'il y ait un rapport entre ces affections pulmonaires ou générales avec la sporotrichose.

La durée de l'évolution est variable : la maladie peut mettre quatre, cinq, six mois à évoluer, ou seulement deux mois. Elle évolue par poussées, et ce sont ces poussées successives qui expliquent la grande variété des lésions chez un même individu.

Le traumatisme favorise l'évolution de plusieurs manières: soit en créant une porte d'entrée au germe, soit en créant un lieu de moindre résistance. Le second cas suppose une contamination déjà faite.

L'évolution se fait par deux voies : la voie lymphatique,

si c'est une inoculation au niveau d'une plaie, la voie sanguine, si c'est une inoculation au niveau des muqueuses.

Le pronostic de cette affection n'est pas très grave, surtout
aujourd'hui, que l'on connaît le traitement.

Cependant, on a cité des cas qui ont été suivis de mort.
Observation de De Beurmann et Gougerot : Sporotrichose
cachectisante mortelle (28 mai 1909, *Soc. méd. des hôp.*).
Observation de Bruno-Bloch (Bâle) (*Bull. Soc. méd.*, 6 mai
1909).

La nature du terrain explique certaines formes graves et
l'absence d'immunité explique les récidives.

Le sporotrichum est un parasite peu virulent : or, nous
l'avons vu produire des lésions très intenses.

Pour expliquer cette discordance, il y a trois raisons :

1° La DIMINUTION DE LA RÉSISTANCE DU TERRAIN; 2° l'AUGMEN-
TATION DE VIRULENCE DU PARASITE; 3° la SENSIBILISATION PRO-
GRESSIVE DE L'INDIVIDU.

Le terrain est favorable lorsque le sujet est alcoolique,
arthritique, diabétique.

Le parasite devient de plus en plus virulent : ce qui a été
démontré par les inoculations expérimentales; ce qui prouve
aussi la nature des lésions et leur gravité plus grande, à
mesure qu'il s'en produit de nouvelles, à la condition qu'elles
ne soient pas traitées.

Plus le malade a eu de lésions, plus il est sensible à la
propagation du parasite.

En effet, des doses fortes de sporotrichosine ne font rien
chez un individu sain, alors qu'elles produisent un nodule intense chez le sporotrichosique. L'organisme reste longtemps
sensible, malgré la guérison et le traitement. En effet, combien de fois n'avons-nous pas constaté que sitôt que l'on ces-
sait le traitement, les manifestations du parasite se produi-
saient encore plus intenses.

Observation de Bruno-Bloch
Un cas de sporotrichose à Bâle.
(6 mai, 1909, *Bulletin soc. méd.*).

Sporotrichose aiguë, hématogène, évoluant avec des symptômes généraux graves; douleurs diffuses violentes dans les os, les jointures, les muscles. Insomnie, anorexie, lassitude, amaigrissement, leucocytose notable, lésions cutanées, polymorphes, disséminées, tuberculoïdes. Gommes profondes, nodules et papules superficiels, croûteux, ramollis au centre. Efflorescence papillomateuse, verruqueuse A la radioscopie, ostéite de la partie supérieure du sternum et du segment interne de la clavicule. Incision de l'abcès par congestion. On sent une tuméfaction énorme et une épaisseur sous le périoste. Le sérum agglutine à 1/800e. Diazo-réaction d'Ehrlich positive.

Observation de De Beurmann

Sporotrichose cachectisante.
(2 juin 1909, *Semaine médicale*).

Gommes sous-cutanées et grands abcès disséminés; localisations épididymaires, ostéo-articulaires et oculaires. L'affection dura 18 mois et se termina par la mort, malgré le traitement ioduré longtemps prolongé.

Dans les cas où l'évolution est rapide et aiguë, que remarquons-nous ?

Le début est alors marqué par des troubles généraux et par de la fièvre, simulant les affections aiguës, véritable éruption. En même temps troubles gastro-intestinaux et amaigrissement.

La gomme peut évoluer très rapidement et devenir chaude, œdémateuse, lancinante, et la peau s'ulcérer en quinze jours: c'est l'allure d'un abcès chaud, d'une pyohémie aiguë avec métastases cutanées.

Observation de Balzer et Galup. (*Bull. Soc. fr. de Der.*, 27 avril 1908, p. 145.)

Observation de Brodier et Fage. (*Bull. Soc. méd. hôp. Paris*, 3 juillet 1908, p. 2.)

Mais en présence de tels cas, si on songe à une mycose, on est vite renseigné, soit par la culture du pus, soit par le séro-diagnostic, soit par la culture du sang.

D'autre fois, on peut constater de vastes collections purulentes simulant les grands abcès froids, qui peuvent être nombreuses. (Observation de Rispal et Dalous.*Annales de Dermatologie et de Syphiligraphie*, tome X, décembre 1909, p. 689.)

Ce qui étonne, c'est que, malgré les nombreux abcès, l'état généralement s'est maintenu relativement bon; et contrairement aux cas précédents l'évolution s'est faite sans fièvre et beaucoup plus lentement.

Ces deux cas montrent la diversité de l'évolution dans la sporotrichose.

OBSERVATION DE RISPAL et DALOUS

Sporotischose nodulaire disséminée à forme fébrile. — Sporo-agglutination positive.

(*Annales de Dermatologie et de Syphiligraphie* X, déc. 1909, p. 689)

On constate : abcès sous-cutanés multiples et ulcérations de la peau. Pas de tuberculose ni de syphilis, mais alcoolique, opéré en 1877 pour un phlegmon de l'avant-bras, suite de morsure de cheval, récidive 10 ans après au même endroit.

Malade actuellement depuis 6 mois, en février 1908, perte de l'appétit, fatigue; au mollet gauche, grosseur du volume d'une noix, indolore, dure puis ramollie ouverte spontanément au dehors. Série de tumeurs semblables, région parotidienne droite et gauche, face interne de la cuisse droite et de la jambe droite, au front, à la pommette, à la tempe gauche, au bras gauche, aux avant-bras. Amaigrissement très marqué; nombreuses ulcérations; un de ces abcès est énorme et volumineux (partie antéro-supérieure de la cuisse droite); de ces gommes, les unes sont fistulisées et vidées, d'autres ramollies, d'autres ulcérées.

Certains trajets fistuleux ou ulcérations reposent sur une base indurée qui s'étend jusqu'au périoste. des lésions guéries avec cicatrices fraîches; pas d'adénopathie ni de lymphangite. Examen bactériologique, pus inoculé au cobaye, résultats positifs; ensemencements sur gélose lactosée et carottes, résultats positifs.

Traitement : évacuation du pus des grands abcès par la ponction aspiratrice, suivie de lavage de la poche à la liqueur de Gram; pansement des ulcérations avec la solution iodo-iodurée, et à l'intérieur iodure de potassium, 4 à 6 grammes par jour. Il a fallu trois mois, du 10 août au 20 octobre, pour le guérir complètement.

Observation de Brodier et Fage

Sporotrichose nodulaire disséminée à forme fébrile. — Sporo-agglutination positive.

(3 juillet 1908, p. 2, *Bulletin soc. méd. hôp. Paris.*)

Début il y a 20 jours. Grand frisson le soir, dure plusieurs heures. Violent mal de tête la nuit. Ces phénomènes reparaissent le lendemain et le surlendemain. Apparition brusque de nombreux gros boutons rouges enflammés sur la poitrine. Pendant deux mois, 39°, 38°5, 38° la nuit. Mêmes frissons de deux heures et même céphalée. Perte de l'appétit. Amaigrissement, 5 kilogrammes en deux mois.

Rien au poumon ni aux viscères. Sur tout le corps, sauf la face, nodules rouges inflammatoires, s'ulcérant spontanément, pus café, mal lié. Etat général précaire. 2 tumeurs persistent. La fièvre est tombée. L'iodure active la guérison.

CHAPITRE XI

TRAITEMENT

La thérapeutique a subi les plus curieux changements du jour où l'on a découvert l'action spécifique de l'iodure de potassium.

En effet, cette maladie était, jusqu'à ce jour, considérée comme une affection essentiellement chirurgicale, puisque l'on incisait ces abcès, on extirpait ces tumeurs, on trépanait ces os, et, presque toujours déçus, les chirurgiens étaient obligés de revenir à une nouvelle opération, qui souvent ne suffisait pas. On voyait ainsi ces pauvres sporotrichosiques garder, pendant des mois et des années, l'affection, plus gênante que douloureuse, pour laquelle ils venaient consulter le médecin.

Tout chirurgien doit rechercher la sporotrichose quand il doute de son diagnostic, et si celui-ci est reconnu positif, il doit s'abstenir d'intervenir quand bien même il serait sûr d'extirper toute la tumeur. En effet, quelles que soient les précautions qu'il prenne et quelle que soit l'étendue de son exérèse, il inoculera toujours avec son bistouri, contaminé par le virus sporotrichosique, les parties saines, les bords de sa plaie cruentée. Après son opération, il constatera que sa plaie ne se cicatrisera pas, que des trajets fistuleux se formeront, laissant sourdre un liquide séreux. Puis peu à peu, une nouvelle tumeur apparaîtra, qui gagnera, avec plus de virulence, les tissus sains.

· Le traitement sera médical et chirurgical, et se divisera en traitement local et traitement général.

1° *Traitement local*

Localement, on emploiera, si la gomme est sous-cutanée, la teinture d'iode, en badigeonnages tous les trois ou quatre jours. Lorsque les gommes sont ulcérées, il faudra d'abord les nettoyer avec l'eau oxygénée, coupée d'eau bouillie par moitié. S'il y a des croûtes, appliquer des pansements humides; si l'ulcération est fistulée, y injecter de l'eau iodée ou de la teinture d'iode alcoolisée à 1/10. Lorsque l'ulcération est en voie de cicatrisation, on pourra toucher les bords avec de la teinture d'iode ou du nitrate d'argent.

On peut encore, autour des gommes, injecter, dans les tissus soit sous-cutanés soit musculaires, d'après la localisations des gommes, deux ou trois seringues de Pravaz de la solution suivante :

Iode métallique, 0,50 centigrammes;

Iodure de potassium, 1 gramme.

Eau stérilisée, 300 grammes.

Ce traitement améliore les gommes et peut les guérir ; comme dans le cas de Dominici et Rubens Duval, 25 octobre 1907, qui l'appliquèrent chez une femme enceinte de huit mois, chez laquelle l'iodure par voie stomacale et à haute dose aurait nui à sa grossesse.

On a essayé également la sérothérapie.

Achard et Ramond sont les premiers qui l'ont tentée. Ils ont obtenu ce sérum en injectant du sporotrichum sous la peau de plusieurs lapins.

Après six injections quotidiennes, de 5 centimètres cubes d'émulsion, dans l'eau physiologique, les animaux étaient sacrifiés, leur sérum recueilli et injecté au malade, à la dose de 7 à 15 centimètres cubes tous les huit jours .

Ces injections furent bien supportées, elles déterminèrent cependant du prurit, qui disparut par l'absorption de trois grammes de chlorure de calcium, durant 48 heures. Ces injections furent sans grand effet; cependant, il n'est pas impossible qu'en traitant les animaux plus longuement, et avec des spores plus virulentes, l'on puisse arriver à avoir un sérum actif.

2° *Traitement général*

Le seul médicament qui ait réellement une action spécifique, c'est l'iodure soit de potassium soit de sodium. On peut le donner par deux voies : voie buccale et stomacale, et voie rectale.

Cette seconde voie n'est employée qu'en cas d'intolérance.

La dose d'iodure est progressive : c'est-à-dire que l'on commence par des doses faibles de 0,50, puis 1 gramme pendant quinze jours puis on augmente à 2, 4 et 6 grammes.

Quelquefois, le malade témoigne, pendant quelques jours, une légère intolérance, qui se traduit par de la lassitude et des troubles gastriques, tels que crampes et nausées; d'autres fois, elle se manifeste par une éruption de pustules d'acné, de plaques érythémateuses de papules urticariennes, de bulles pemphigoïdes. Aussi, doit-on cesser son administration sitôt que ces signes apparaissent.

Les iodures prédisposent aux hémorragies; aussi, avant de donner des doses trop fortes, on s'assurera si le malade n'est pas un hémophile ou un tuberculeux, sujet aux hémoptysies: dans ce cas on modérera les doses. Si l'intolérance est trop grande, on changera l'iodure de potassium par l'indalose ou l'iodipine.

Dans le cas contraire, l'iodure sera donné longtemps après la guérison, pour éviter toute récidive.

L'iodure est bien le médicament spécifique, puisque la maladie guérit en un mois, alors que tout autre traitement n'a aucune action favorable, et ne guérit qu'après des mois et des années au prix des ennuis et des dépressions morales les plus désespérées de la part du malade.

L'action de l'iodure dans l'organisme vis-à-vis du parasite nous est encore inconnue. On avait cru tout naturellement que c'était comme un antiseptique qu'il agissait; mais depuis que De Beurmann et Gougerot ont constaté que l'iodure n'agissait pas comme antiseptique sur le parasite, l'action médicamenteuse reste obscure.

De Beurmann, le 3 décembre 1908, faisait paraître à la *Société Française de Dermatologie* une note où il démontrait l'action indifférente de l'iodure.

En effet, le champignon pousse très bien dans des bouillons additionnés de 10 % d'iodure, et même dans une solution de sublimé à 1/1000.

Si l'iodure a une action antiseptique, c'est que probablement il subit une transformation dans notre organisme, et que ce composé nouveau que l'on n'a pas encore déterminé agirait sur le parasite.

CONCLUSIONS

I. — La sporotrichose est une affection parasitaire due au Sporotrichum Beurmanni, champignon voisin des tricho-phytons.

II. — Cette affection est commune à l'homme et aux ani-naux et détermine les mêmes lésions.

III. — Elle se transmet de l'animal à l'homme ou du végé-tal à l'homme, par voie externe, à la faveur d'un traumatisme, ou par voie interne par la muqueuse bucco-pharyngienne.

IV. — La maladie se caractérise par des gommes sous-cutanées, ulcérées ou non, évoluant lentement et disséminées sur tout le corps.

V. — Les muscles, les os, les viscères, ne sont pas à l'abri de cette affection.

VI. — L'anatomie microscopique de ces lésions se carac-térise par la présence de nodules sporotrichosiques avec cel-lules géantes, polynucléaires et parasites, inclus dans des cel-lules macrophages.

VII. — Le moyen le plus sûr, pour caractériser la mala-die, est la culture à froid sur gélose maltosée.

Le champignon pousse après huit jours, et est fortement coloré en noir.

VIII. — Le diagnostic est encore justifié par la sporo-ag-glutination de Widal et Abrami, par l'intra-dermo-réaction, la sous-cuti-réaction, et l'examen microscopique, soit des coupes, soit des fottis.

IX. — Ce parasite a été découvert dans la nature, sur des

végétaux et sur les graminées; il est bien identique à celui de l'homme.

X. — L'étude des lésions expérimentales chez les animaux montre l'identification des lésions.

XI. — Le diagnostic différentiel sera fait avec la syphilis, la tuberculose, le bouton d'Orient, l'ostéomyélite, l'épithélioma, la sarcomatose, l'ostéo-sarcome. On différenciera aussi la sporotrichose des autres mycoses.

XII. — Le traitement local consistera en teinture d'iode, en badigeonnages ou en injections sous-cutanées.

Le traitement interne ou général par l'ioduré de potassium à doses élevées et longtemps continuées.

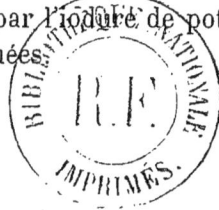

BIBLIOGRAPHIE

―――

1898

Schenk. — *John hop Kins medical Bulletin*, 1898, p. 286.

1900

Hektoen et Perkins. — *Journal of experimental medecine*, 1900,
   p. 77.

1903

De Beurmann et Ramond. — Petites tumeurs dues à une mycose
   nouvelle. (*Soc. de dermat. et de siphiligraphie*, 2 juillet
   1903.)

1905

―――   Un type nouveau de champignon pathogène chez l'homme (Sporotrichum Beurmanni). *Société de Biologie*, 4 novembre 1905, p. 379.

1906

De Beurmann et Gougerot. — Sporotrichose hypodermique (*Anna-
   les de dermatologie*, oct.-nov.-déc. 1906.)
Louis Dor. — La sporotrichose (abcès sous-cutanés multiples).
   Presse méd., 1906, p. 234.

1907

De Beurmann. — Sporotrichose. (*Soc. méd. des hôp. de Paris*,
   22 mars 1907.)

6

Monier-Vinard. — Deux observations de sporotrichose. (*Soc. méd. des hôp. de Paris* 26 août 1907, pp. 353 et 379.)

Gaucher et Monier-Vinard. — Sporotrichose cutanée. (*Soc. Fr. de Dermatologie et de Syphiligraphie*, 8 avril 1907.)

De Beurmann et Gougerot. — Sporotrichose cutanée et de la mamelle. (*Soc. Fr. de Dermatologie*, 8 avril 1907.)

Rubens-Duval et Fage. — Sporotrichose gommeuse cutanée et sous-cutanée. (*Soc. méd. des hôp. de Paris*, 3 mai 1907, p. 386.)

Laubry et Esmein. — Un nouveau cas de sporotrichose. (*Soc. méd. des hôp. de Paris*, 3 mai 1907, p. 380.)

De Beurmann et Gougerot. — Association morbide dans la sporotrichose (syphilis, tuberculose et sporotrichose). (*Soc. méd. des hôp. de Paris*, 7 juin 1907, p. 591.)

Monier-Vinard. — Formes cliniques et diagnostic de la sporotrichose. (*Presse médicale*, 1907, p. 426.)

De Beurmann et Gougerot. — Sporotrichose des muqueuses; saprophytisme du sporotrichum Beurmanni. (*Soc. méd. des hôp. de Paris*, 7 juin 1907, p. 585.)

— Chancre sporotrichosique frontal et sporotrichose lymphangitique centripète primitive et localisée. (*Soc. méd. des hôp. de Paris*, 7 juin 1907, p. 596.)

Demoulin. — Sporotrichose du poignet. (*Soc. de chirurgie*, 3 juillet 1907.)

Ravaut et Civatte. — Sporotrichose gommeuse. (IX⁰ Congrès médical, octobre 1907.)

De Beurmann et Gougerot. — Sporotrichose des muqueuses; saprophytisme du sporotrichum Beurmanni. (*Soc. méd. des hôp. de Paris*, 7 juin 1907, p. 585.

Brissaud et Rathery. — Sporotrichose intra-musculaire. (IX⁰ Congrès médical, octobre 1907.)

Gastou. — Sporotrichose et tuberculose pulmonaire. Les mycoses dans leurs rapports avec la tuberculose. (IX⁰ Congrès méd., Paris, octobre 1907.)

De Beurmann et Gougerot. — Sporotrichose sous-cutanée et cutanée. (*Société méd. des hôp. de Paris*, 12 avril 1907, p. 309.)

De Beurmann, Gougerot et Vaucher. — Note sur les sporotrichoses généralisées expérimentales. (*Soc. méd. des hôp. de Paris*, 11 octobre 1907, p. 1000.)

De Massary, Doury et Monier-Vinard. — Gomme sporotrichosique du triceps brachial, ostéite astragalienne et ramollissement du sommet d'un poumon de nature indéterminée. (*Soc. méd. des hôp. de Paris*, 20 décembre 1907, p. 1526.)

De Beurmann, Gastou, Brodier. — Un nouveau cas de sporotrichose. (*Soc. méd. des hôp. de Paris*, 25 octobre 1907, p. 1060.)

Dominici et Rubens-Duval. — Sporotrichose de l'index; lymphangite sporotrichosique consécutive. (*Soc. méd. des hôp. de Paris*, 25 octobre 1907, p 1055.)

Rubens-Duval et Monier-Vinard. — Contribution à l'étude expérimentale microbiologique de la sporotrichose. (*Soc. méd. des hôp. de Paris*, 25 octobre 1907, p. 1074.)

Lesné et Monier-Vinard. — Contribution à l'étude clinique et expérimentale de la sporotrichose. (*Rev. de méd.*, août sept. 1907, pp. 755, 777, 905, 921.)

Bonnet. — Sporotrichose dermique et hypodermique. (*Soc. méd.* (Lyon), 2 décembre 1907.)

Gaucher. — Clinique des maladies cutanées et syphilitiques. La sporotrichose. (*Gazette des hôpitaux*, 13 juin 1907, n° 67.)

Daulos et Blanc. — Sporotrichose palpébrale conjonctivale. (*Soc. méd. des hôp. de Paris*, 13 décembre 1907, p. 1451.)

Lesné et Monier-Vinard. — Abcès sous-cutanés chroniques et multiples, dus à un champignon filamenteux (sporotrichose sous-cutanée). (*Soc. médicale des hôp. de Paris*, 15 mars 1907, p. 268.)

Gougerot. — Mycoses sous-cutanées nodulaires et abcès hypodermiques. (*Tribune médicale*, 26 janvier et 2 février 1907.)

De Beurmann et Gougerot. — Les exascoses. (*Tribune médicale*, 1907, pp. 501 et 517.)

1908

Balzer et Galup. — Trois nouveaux cas de sporotrichoses disséminées. (*Bull. Soc. française de Dermatologie*, 27 avril 1908, p. 145.)

Spillmann et Gruyer. — Deux cas de sporotrichose (syphiloïde gommeuse et sporotrichose, tuberculoïde de type nodulaire. (*Annales de Dermatologie et de Syphiligraphie,* tome IX, octobre 1908, p. 577.)

De Beurmann, Gougerot, Vaucher. — Orchite sporotrichosique du rat. Epreuve diagnostique. (*Bull. Soc. méd. hôp. de Paris,* 5 juin 1908, p. 837; *Revue de Dermatologie,* oct. 1908, p. 588.)

Fouquet. — Sporotrichose nodulaire disséminée. (*Annales de la Société de Dermatologie et de Syphiligraphie,* 5 novembre 1908.)

Fage. — Sur un cas de sporotrichose. (*Progrès médical,* 23 mai 1908.)

De Beurmann et Gougerot. — Diagnostic rétrospectif de la sporotrichose par la culture du sporotrichum resté saprophyte dans le bucco-pharynx. (*Soc. méd. des hôp. de Paris,* 20 juillet 1908, p. 77.)

Milian. — Diagnostic clinique des gommes. (*Progrès médical,* 16 mai 1908.)

Letulle et Debré. — Sporotrichose de la peau, de la bouche, du pharynx, du larynx et de la trachée, cultures et coupes. (*Soc. anatomique,* 13 mars 1908, p. 379.)

Sicard et Descomps. — Sporotrichose à type gommeux symétrique. Sporo-agglutination positive. (*Soc. méd. des hôp. de Paris,* 26 juin 1908, p. 1021.)

Gougerot et Caraven. — Sporotrichose spontanée du chien. (*Presse médicale,* 27 mai 1908.)

De Beurmann, Gougerot et Vaucher. — Epididymite, orchite, vaginalite sporotrichosique. (*Annales de Dermatologie et Syphiligraphie,* sept.-août-oct. 1908.)

De Beurmann, Gougerot et Vaucher. — Sporotrichose du rat. (*Soc. méd. des hôp. de Paris,* 22 mai 1908, p. 718; 5 juin 1908, p. 800.

Sicard, Bith et Gougerot. — Périostose gommeuse sporotrichosique. (*Soc. méd. des hôp. de Paris,* 5 juin 1908, p. 877.)

Widal et Abrami. — Séro-diagnostic de la sporotrichose par la sporo-agglutination, la réaction de fixation. (*Soc méd. des hôpitaux de Paris,* 17 juin 1908, p. 947, 25 juillet 1908.)

De Beurmann et Goùgerot. — Sporotrichoses américaines. Diffusion du sporotrichum Beurmanni, 22 mai 1908, p. 733.

Morax et Carlotti. — Un cas de sporotrichose palpébrale à forme lymphangitique. (*Société d'Ophtalmologie, Paris*, 2 juin 1908, p. 418.)

Hudelo et Monier-Vinard. — Sporotrichose à localisations multiples. (*Soc méd. des hôp. de Paris*, 12 juin 1908, p. 914.)

Brocq et Fage. — Exostose sporotrichosique du tibia. (*Soc. méd. des hôp. de Paris*, 5 juin 1908, p. 879.)

Gastou. — Sporotrichose consécutive à une morsure de lapin. (*Soc. Fr. de Dermat.*, 4 juin 1908.)

Widal et Weill. — Sporotrichose gommeuse disséminée, à noyaux très confluents; gomme sous-périostée du tibia, parasite dans le sang. (*Soc. méd. des hôp. de Paris*, 19 juin 1908, p. 945.)

Brodier et Fage. — Sporotrichose nodulaire disséminée, à forme fébrile. Sporo-agglutination positive. (*Soc. méd. des hôp. de Paris*, 3 juillet 1908.)

De Beurmann, Ramond, Gougerot et Vaucher. — Diagnostic rétrospectif de la sporotrichose par la sporo-agglutination. (*Soc. méd. des hôp. de Paris*, 10 juillet 1908, p. 75.)

De Beurmann et Ramond. — Abcès sous-cutanés d'origine mycosique. (*Annales de dermatologie*, p. 678, 1908.)

De Beurmann, Gougerot et Vaucher. — Sporotrichose chez le chien. (*Soc. méd. des hôpitaux de Paris*, 3 juillet 1908.)

Achard et Ramond. — Sporotrichose à nodules disséminés. (*Soc. méd. des hôp. de Paris*, 31 juillet 1908.)

Gaucher et Fouquet. — Sporotrichose chez un diabétique. (*Soc. fr. de dermatol.*, 5 nov. 1908.)

Widal et Joltrain. — Sporotrichose chez deux membres d'une même famille. Diagnostic immédiat chez l'un et rétrospectif chez l'autre par la sporo-agglutination et par la réaction de fixation. (*Soc. méd. des hôp. de Paris*, 6 décembre 1908, p. 647.)

Brissaud, Gougerot et Gy. — Diagnostic rétrospectif de sporotrichose fait par la clinique, contrôlé par la sporo-agglutination et la fixation, affirmés par la culture du spor.-B., resté saprophyte dans le bucco-pharynx. (*Soc. méd. hôp. de Paris*, 20 nov. 1908, p. 613.)

Brissaud, Gougerot et Gy. — Traitement de la sporotrichose. (*Presse méd.*, 1908, p. 592.)

Josset-Moure. — Sporotrichose du tibia. Diagnostic par la sporo-agglutination et la réaction de fixation. (*Soc. méd. des hôp. de Paris*, 4 déc. 1908, p. 739.)

De Beurmann et Gougerot. — Découverte du sporotrichum Beurmanni dans la nature. (*Soc méd. des hôp. de Paris*, 10 déc. 1908, p. 733.)

De Beurmann, Gougerot et Vaucher. — Hérédo-sporotrichose expérimentale. (*Soc. méd. des hôp. de Paris*, 24 décembre 1908, p. 876.)

De Beurmann et Gougerot. — Note sur l'action de l'iodure de potassium dans la sporotrichose. (*Soc. fr. de dermatol.*, 3 décembre 1908.)

1909

Gougerot et Caraven. — Mycose nouvelle : l'Hémisporose ostéite humaine primitive du tibia, due à l'hémispora stellata. (*Séances de Biologie* 20 mars 1909, tome LXVI, p. 474.)

De Beurmann et Gougerot. — Comparaison des sporotrichoses et des infections cocciennes. (Tome IX, quatrième série, 1909, p. 81.)

Rispal et Dalous. — Deux cas de sporotrichose. (Tome X, *Annales de Dermat. et Syphilig.*, décembre 1909, p. 689.)

De Beurmann et Saint-Girons. — Intra-dermo-réaction sporotrichosique, présentation des moulages. (*Bulletin Soc. méd. hôp. Paris*, 16 juillet, p. 171, 1909.)

De Beurmann, Clair et Gougerot. — Une nouvelle mycose ; l'hémisporose. Un cas d'hémisporose de la verge. (*Bull. Soc. méd. hôp. Paris*, 14 mai 1909, p. 917.)

De Beurmann et Gougerot. — Intra-dermo-réaction sporotrichosique. (*Bull. Soc. méd. hôp. Paris*, 9 juillet 1909, p. 141.)

Lebar et St-Girons. — Sporotrichose de De Beurmann. Ulcérations cutanées de l'avant-bras, ostéite du cubitus, séro-diagnostic et intra-dermo-réaction positive. (*Bull. Soc. méd. hôp. Paris*, 16 juillet 1909, p. 168.)

Boisseau et Fulconis. — La sporotrichose à Nice. (*Bull. Soc. Fr. de Dermatologie et de Syphiligraphie*, 1909.)

LINDEMBERG. — Quatrième congresso medico-latino-americano de Rio-Janeiro, 1909. Six cas de sporotrichose lymphangitique gommeuse centripète.

DE BEURMANN, GOUGEROT et VAUCHER. — Sporotrichose d'origine alimentaire, porte d'entrée bucco-pharyngienne et gastrointestinale du Sporotrichum Beurmanni. (*Bull. Soc. méd. hôp. de Paris*, 14 mai 1909, p. 909.)

DE BEURMANN et GOUGEROT. — L'état de sensibilisation des sporotrichosiques. (*Bull. Soc. méd. hôp. de Paris*, 8 octobre 1909, p. 397.)

BRUNO-BLOCH. — La sub-cuti-réaction dans la sporotrichose. (*Soc. méd. de Bâle, Beihefte-Zur Medizinischin Klinik*, 6 mai 1909.)

DE BEURMANN et GOUGEROT. — Les exascoses saccharomycoses et parasaccharomycoses, zymonématoses et endomycoses. (*Bull. Soc. méd. des hôp. de Paris*, 16-23 juillet 1909, pp. 222 et 250.)

CAROUGEAU. — Premier cas de sporotrichose en Afrique. Transmission de la sporotrichose du mulet à l'homme. (*Bull. de la Soc. méd. des hôp. de Paris*, 12 novembre 1909, p. 507.)

DE BEURMANN et GOUGEROT. — Les exascoses, saccharomycoses et mitive, abcès intra-osseux du tibia. (*Bull. Soc. médic. hôp. de Paris*, 4 juin 1909, p. 1123.)

ACHARD et RAMOND. — Sporotricho-Tuberculose. (*Bull. Soc. méd. des hôpit. de Paris*, 23 avril 1909, p. 738.)

DE BEURMANN, RAVAUT, GOUGEROT, VERDUN. — Intra-dermo-réactions sporotrichosiques positives chez des malades porteurs de lésions cutanées non sporotrichosiques. (*Bull. Soc. méd. hôp. de Paris*, 12 novembre 1909, p. 541.)

DAULOS et FLAUDIN — Sporotrichose cutanée simulant l'épithélioma. (*Annales de la Société de Dermatologie et de Syphiligraphie*, 1er juillet 1909.)

TREMOLIÈRES et DU CASTEL. — Sporotrichose à forme mixte chez un diabétique. (*Soc. méd. des hôp. de Paris*, 23 avril 1909.)

PAUTRIER et LUTEMBACHER. — Nouveau cas de sporotrichose; diagnostic par la sous-cuti-réaction sporotrichosique positive. (*Soc. méd. hôp. de Paris*, 9 juillet 1909.) (*Soc. de Dermatologie et de Syphiligraphie*, 1er juillet 1909).

Josset-Moure. — Adénite sporotrichosique. (*Soc. méd. des hôp. de Paris*, 22 janvier 1909, p. 133.)

Lenormant. — Gommes sporotrichosiques de l'avant-bras et du coude. (*Progrès médical*, 18 septembre 1909.)

Brocq et Lutembacher. — Nouveau cas de sporotrichose. (*Annales de la Société de Dermatologie et de Syphiligraphie*, 10 juin 1909.)

Gougerot. — Formes cliniques de la sporotrichose de De Beurmann. (*Gazette des hôp.*, 17 avril, 24 avril 1909.)

Fava. — La sporotrichose. (*Annales oculistiques*, mai 1909, p. 338.)

De Beurmann, Gougerot, Laroche. — Sporotrichose faciale dermique et ganglionnaire. (*Soc. méd. des hôp. de Paris*, 3 mai 1909, p. 782.)

De Beurmann, Gougerot, Vaucher. — Sporotrichose et tuberculose associées. (*Soc. méd. hôp. de Paris*, 3 mai 1909, p. 788.)

Thibierge et Gastinel. — 3 cas de sporotrichose dermo-hypodermique, dont une avec lésions du pharynx et du larynx. (*Soc. méd. des hôp de Paris*, 19 mars 1909, p. 537.)

Morax. — Sporotrichose de la conjonctive. (*Soc. ophtalmologique de Paris*, 6 avril 1909.)

Bonnet. — Orchite sporotrichosique expérimentale. (*Soc. méd. des hôp.* (Lyon, 3 mai 1909.)

Morax. — Sporotrichose de l'appareil visuel. (*Soc. Fr. d'Ophtalmologie*, Congrès 1909, 5 mai.)

Pierre-Marie et Gougerot. — Ostéite sporotrichosique hypertrophiante primitive du tibia, compliquée de lymphangite gommeuse ulcéreuse ascendante, et d'adénite inguinale sporotrichosique. (*Soc. méd. des hôp. de Paris*, 28 mai 1909, p. 994.)

Gougerot. — Diagnostic bactériologique de la sporotrichose de De Beurmann. (*Soc. méd. hôp. de Paris*, mai 1909.)

De Beurmann et Gougerot. — Observation de Lagoutte et Briau (Le Creusot). Sporotrichose cachectisante mortelle. (*Soc. méd. des hôp. de Paris*, 28 mai 1909, p. 1046.)

Stein (de Berne). — Un cas de sporotrichose de De Beurmann. Ulcération cutanée et ostéite du cubitus, séro-diagnostic et intra-dermo-réaction positive. (*Presse méd.*, 16 juillet 1909.)

De Beurmann et St-Girons. — Sporotrichose dermique ulcéreuse localisée, inoculée par une écharde d'épinevinette. (*Soc. méd. des hôp. de Paris*, 16 juillet 1909, p. 174.)

Cantonnet. — Sporotrichose palpébro-conjonctivale. (*Presse méd.* 1909, p. 546.)

De Beurmann, Gougerot, Vaucher. — Fréquence de la sporotrichose de De Beurmann; facilité de son diagnostic, son importance pronostique et thérapeutique. (XVIe Congrès int. de méd. Budapest, août 1909.)

De Beurmann. — Le centième cas de sporotrichose. (*Soc. méd. des hôp. de Paris*, 8 octobre 1909, p. 410.)

Landouzy. — Sporotrichose hypodermique gommeuse, ulcéreuse, disséminée. (*Presse méd.*, 6 novembre 1909.)

Widal, Abrami, Brissaud, Goltrain, Weill. — Réaction d'agglutination et de fixation dans les mycoses. (*Annales de l'Instit. Pasteur*, 1909.)

Gougerot et Caraven. — Hémisporose. (*Revue de Chirurgie* 1909.)

De Beurmann, Gougerot et Vaucher. — Oïdiomycose hypodermo-dermique gommeuse, ulcéreuse, disséminée, due à un parasite nouveau, l'oïdium cutaneum. (*Soc. méd. des hôp. de Paris*, 1909.)

M.-P. Moure. — Arthrite sporotrichosique du genou. (*Soc. méd. des hôp. de Paris*, 31 décembre, 1909.)

De Beurmann et Gougerot. — Observations nouvelles de sporotrichose en France et à l'Etranger. (*Bull. de la Soc. des hôp. de Paris*, 8 octobre 1909, p. 410.)

Bonnet (de Lyon). — Un cas d'ostéite et de fracture spontanée du cubitus. (*Société lyonnaise*, 1909.)

1910

Gougerot et Caraven. — Hémisporose humaine. (*Revue de chirurgie*, 10 janvier 1910.)

SERMENT

En présence des Maîtres de cette École, de mes chers Condisciples et devant l'effigie d'Hippocrate, je promets et je jure, au nom de l'Être Suprême, d'être fidèle aux lois de l'honneur et de la probité dans l'exercice de la Médecine. Je donnerai mes soins gratuits à l'indigent et n'exigerai jamais un salaire au-dessus de mon travail. Admis dans l'intérieur des maisons, mes yeux ne verront pas ce qui s'y passe; ma langue taira les secrets qui me seront confiés et mon état ne servira pas à corrompre les mœurs ni à favoriser le crime.

Respectueux et reconnaissant envers mes Maîtres, je rendrai à leurs enfants l'instruction que j'ai reçue de leurs pères.

Que les hommes m'accordent leur estime si je suis fidèle à mes promesses.

Que je sois couvert d'opprobre et méprisé de mes confrères si j'y manque.

www.ingramcontent.com/pod-product-compliance
Lightning Source LLC
Chambersburg PA
CBHW030926220326
41521CB00039B/980